Nils Hecht

Ein Modell zur chronisch zerebralen Ischämie bei der C57/BL6 Maus

Nils Hecht

Ein Modell zur chronisch zerebralen Ischämie bei der C57/BL6 Maus

Modelletablierung zur experimentellen Simulation einer hämodynamischen Perfusionseinschränkung des Gehirns

Südwestdeutscher Verlag für Hochschulschriften

Impressum/Imprint (nur für Deutschland/only for Germany)
Bibliografische Information der Deutschen Nationalbibliothek: Die Deutsche Nationalbibliothek verzeichnet diese Publikation in der Deutschen Nationalbibliografie; detaillierte bibliografische Daten sind im Internet über http://dnb.d-nb.de abrufbar.
Alle in diesem Buch genannten Marken und Produktnamen unterliegen warenzeichen-, marken- oder patentrechtlichem Schutz bzw. sind Warenzeichen oder eingetragene Warenzeichen der jeweiligen Inhaber. Die Wiedergabe von Marken, Produktnamen, Gebrauchsnamen, Handelsnamen, Warenbezeichnungen u.s.w. in diesem Werk berechtigt auch ohne besondere Kennzeichnung nicht zu der Annahme, dass solche Namen im Sinne der Warenzeichen- und Markenschutzgesetzgebung als frei zu betrachten wären und daher von jedermann benutzt werden dürften.

Coverbild: www.ingimage.com

Verlag: Südwestdeutscher Verlag für Hochschulschriften GmbH & Co. KG
Heinrich-Böcking-Str. 6-8, 66121 Saarbrücken, Deutschland
Telefon +49 681 37 20 271-1, Telefax +49 681 37 20 271-0
Email: info@svh-verlag.de

Zugl.: Berlin, Charité-Universitätsmedizin Berlin, Dissertation, 2008

Herstellung in Deutschland (siehe letzte Seite)
ISBN: 978-3-8381-3163-4

Imprint (only for USA, GB)
Bibliographic information published by the Deutsche Nationalbibliothek: The Deutsche Nationalbibliothek lists this publication in the Deutsche Nationalbibliografie; detailed bibliographic data are available in the Internet at http://dnb.d-nb.de.
Any brand names and product names mentioned in this book are subject to trademark, brand or patent protection and are trademarks or registered trademarks of their respective holders. The use of brand names, product names, common names, trade names, product descriptions etc. even without a particular marking in this works is in no way to be construed to mean that such names may be regarded as unrestricted in respect of trademark and brand protection legislation and could thus be used by anyone.

Cover image: www.ingimage.com

Publisher: Südwestdeutscher Verlag für Hochschulschriften GmbH & Co. KG
Heinrich-Böcking-Str. 6-8, 66121 Saarbrücken, Germany
Phone +49 681 37 20 271-1, Fax +49 681 37 20 271-0
Email: info@svh-verlag.de

Printed in the U.S.A.
Printed in the U.K. by (see last page)
ISBN: 978-3-8381-3163-4

Copyright © 2012 by the author and Südwestdeutscher Verlag für Hochschulschriften GmbH & Co. KG and licensors
All rights reserved. Saarbrücken 2012

INHALTSVERZEICHNIS

ABKÜRZUNGSVERZEICHNIS **4**

1. EINLEITUNG **7**

1.1 Prinzipien des Gefäßwachstums **7**

1.1.1 Angiogenese 8

1.1.2 Arteriogenese 8

1.2 Pathophysiologie der Hirndurchblutung **10**

1.2.1 Regulation des zerebralen Blutflusses 10

1.2.1.1 Autoregulation 11

1.2.1.2 CO_2-Reaktivität und metabolische Einflussfaktoren auf den zerebralen Blutfluss 12

1.2.2 Schwellenwerte ischämischer Toleranz und struktureller Integrität 13

1.2.3 Zerebrovaskuläre Reservekapazität 14

1.3 Kollateralkreisläufe des menschlichen Gehirns **16**

1.3.1 Anatomie 17

1.3.2 Extrakranielle und Intrakranielle Kollateralkreisläufe 17

1.4 Die Chronisch Zerebrale Ischämie **20**

1.4.1 Ätiologie 20

1.4.2 Chronische Verschlusskrankheit der Arteria carotis 21

1.4.3 Therapie durch operative Revaskularisierung und Indikationsstellung 21

1.5 Die Maus als Versuchsmodell **23**

1.5.1 Die Charles River 57 / Black 6 Maus (C57/BL6) 23

1.5.2 Zerebrovaskuläre Kollateralkreisläufe bei der Maus 23

1.5.3 Studienlage bei anderen Spezies 24

1.5.4 Die chronisch zerebrale Ischämie bei der Maus 24

1.6 Zielsetzung der Arbeit **25**

1.6.1 Die zerebrale Kollateralgefäßversorgung bei der C57/BL6 Maus 25

1.6.2 Einfluss des P1-Segments 25

1.6.3 Chronische Ischämie 25

2.	**DARLEGUNG DER METHODE**...		**26**
2.1	Untersuchungen zur zerebralen Kollateralgefäßversorgung mittels................		26
	Mikroangiographie...		26
2.1.1		Gruppeneinteilung...	26
2.1.2		Versuchsanordnung...	26
2.1.3		Versuchsablauf..	27
2.1.3.1		Narkose...	27
2.1.3.2		Operationen...	27
2.2	**Einfluss des P1-Segments bei der C57/BL6 Maus - akute Ischämie**....................		**29**
2.2.1		Gruppeneinteilung...	29
2.2.2		Versuchsanordnung...	30
2.2.3		Versuchsablauf..	31
2.2.3.1		Narkose...	31
2.2.3.2		Operationen...	31
2.3	**Chronische Ischämie**...		**36**
2.3.1		Gruppeneinteilung...	36
2.3.2		Versuchsanordnung...	36
2.3.3		Versuchsablauf..	39
2.3.3.1		Narkose...	39
2.3.3.2		Operationen...	39
2.4	**Statistik**..		**43**
3.	**ERGEBNISSE**...		**44**
3.1	Die zerebrale Kollateralgefäßversorgung bei der C57/BL6 Maus.......................		44
3.1.1		Katheterposition..	44
3.1.2		Zerebrale Gefäßarchitektur und interhemisphärischer Cross-flow........	45
3.1.3		Anastomosierung des Externa- und Interna-Stromgebietes................	45
3.2	**Einfluss des P1-Segments - akute Ischämie**..		**47**
3.2.1		Einfluss der P1-Segment Ausprägung auf den CBF bei uni- oder bilateraler CCA-Okklusion..	47
3.2.2		Einfluss des P1-Segment Durchmessers auf die ipsilaterale Perfusion nach CCA-Okklusion...	50
3.2.3		Einfluss der Anzahl okkludierter Gefäße auf das Perfusionsdefizit..............	51

3.3	Chronische Ischämie..	52
3.3.1	Mortalität..	52
3.3.2	Reservekapazität nach Diamox® Stimulation..	53
3.3.3	Durchmesser der basalen Hirngefäße an Tag 21 nach Gefäßokklusion............	59
3.3.4	Arterielle Blutgase und Elektrolyte an Tag 21 nach Gefäßokklusion............	65

4.	**DISKUSSION**..	**66**
4.1	Die zerebrale Kollateralgefäßversorgung bei der C57/BL6 Maus.....................	66
4.2	Einfluss des P1-Segments - akute Ischämie..	67
4.2.1	Anatomische Durchgängigkeit und Funktionalität des P1-Segments............	67
4.2.2	Einfluss des Gefäßokklusionsmodells auf den CBF des vorderen Kreislaufs..	69
4.2.3	Relevanz des P1-Segments für die chronisch zerebrale Ischämie bei der Maus..	69
4.3	Chronische Ischämie..	70
4.3.1	Mortalität..	70
4.3.2	Die chronisch zerebrale Ischämie nach permanenter Gefäßokklusion............	70
4.3.2.1	Einfluss der Gefäßokklusion auf die zerebrale Ruheperfusion....................	71
4.3.2.2	Diamox®-Antwort und abgestufte Perfusionsminderung........................	71
4.3.3	Chronische Perfusionsminderung und basaler Hirngefäßdurchmesser............	72
4.4	Ausblick..	74

5.	**ZUSAMMENFASSUNG**..	**76**

6.	**VERZEICHNISSE**..	**77**
6.1	**Literaturverzeichnis**..	**77**
6.2	**Abbildungsverzeichnis**..	**84**
6.3	**Tabellenverzeichnis**..	**86**

DANKSAGUNG..	**87**

ABKÜRZUNGSVERZEICHNIS

1-VO	Ein-Gefäß-Okklusion
2-VO	Zwei-Gefäß-Okklusion
3-VO	Drei-Gefäß-Okklusion
4-VO	Vier-Gefäß-Okklusion
A1	A1-Segment der Arteria cerebri anterior
A2	A2-Segment der Arteria cerebri anterior
A.	Arteria
Aa.	Arteriae
AA	Arcus aortae
ACA	engl. Anterior Cerebral Artery
aCOM	engl. Anterior Communicating Artery
AD	Aussendurchmesser
ASS	Acetylsalicylsäure
Ang-1	engl. Angiopoetin-1
Ang-2	engl. Angiopoetin-2
ADP	Adenosin-Di-Phosphat
BA	engl. Basilar Artery
BCT	engl. Brachio-Cervical Trunk
bds.	beidseitig
C57/BL6	Charles River 57/Black 6
CAW	Circulus Arteriosus Willisii
CBF	engl. Cerebral Blood Flow
CCA	engl. Common Carotid Artery
CCA-S	engl. Common Carotid Artery Stenosis
CCAO	engl. Common Carotid Artery Occlusion
cm	Zentimeter
CPP	engl. Cerebral Perfusion Pressure
CVD	engl. Cerebrovascular Disease
CVRC	engl. Cerebrovascular Reserve Capacity
d	engl. day
ECA	engl. External Carotid Artery

EC-IC	engl. Extracranial to Intracranial
EEG	Elektroencephalogramm
engl.	englisch
FGF-2	engl. Fibroblast Growth Factor-2
GM-CSF	engl. Granulocyte Macrophage-Colony Stimulating Factor
g	Gramm
HiF-1	engl. Hypoxia inducible Factor-1
HWK	Halswirbelkörper
ICA	engl. Internal Carotid Artery
ICA-O	engl. Internal Carotid Artery Occlusion
ID	Innendurchmesser
IL-4	Interleukin-4
kg	Kilogramm
KM	Kontrastmittel
Koag.	Koagulation
LDF	engl. Laser Doppler Flowmetry
li.	links
LSF	engl. Laser Speckle Flowmetry
LV	engl. Left Ventricle
M.	Musculus
MAP	engl. Mean Arterial Pressure
MCA	engl. Middle Cerebral Artery
MCP-1	engl. Monocyte Chemoattractant Protein-1
min	Minute
ml	Milliliter
mm	Millimeter
mmHg	Millimeter Quecksilber
mmol	Millimol
µm	Mikrometer
NOS	engl. Nitrous Oxide Synthetase
OEF	engl. Oxygen Extraction Fraction
Okk.	Okklusion
OT	engl. One-time
P1	P1-Segment der Arteria cerebri posterior

PaO$_2$	arterieller Sauerstoffpartialdruck
PaCO$_2$	arterieller Kohlenstoffdioxidpartialdruck
PCA	engl. Posterior Cerebral Artery
pCOM	engl. Posterior Communicating Artery
PDGF	engl. Platelet Derived Growth Factor
PE	Polyethylen
re.	rechts
SCA	engl. Superior Cerebellar Artery
SSRE	engl. Shear Stress Responsive Element
ST 1	Stadium 1
ST 2	Stadium 2
TIA	Transitorische Ischämische Attacke
TNF-α	engl. Tumor Necrosis Factor-α
TT	engl. Two-time
VA	engl. Vertebral Artery
VAO	engl. Vertebral Artery Occlusion
VEGF	engl. Vascular Endothelial Growth Factor
VO	engl. Vessel Occlusion

1. EINLEITUNG

Der Schlaganfall zählt zu den häufigsten Erkrankungen in Deutschland, in der deutschen Todesursachenstatistik belegt er mit 9,5% Platz 3 nach der koronaren Herzkrankheit und Malignomen *(Quelle: Statistisches Bundesamt 2003).*
Die Inzidenz flüchtiger zerebraler Durchblutungsstörungen beträgt in Deutschland ca. 50/100000 Einwohner pro Jahr, für ischämische Schlaganfälle liegt sie bei 160–240/100000 Einwohner. Die Prävalenz zerebrovaskulärer Krankheiten wird auf 700–800/100000 Einwohner geschätzt.
Schon heute ist der Schlaganfall die häufigste Ursache dauerhafter Behinderung und in Industrieländern die teuerste Krankheit überhaupt. Aufgrund der Häufigkeit stellen die Kosten für Akutbehandlung, Rehabilitation und Folgekosten für die Therapie bedeutsame Ausgaben im Gesundheitswesen dar (https://www.dgn.org; *Deutsche Gesellschaft für Neurologie*)

1.1 Prinzipien des Gefäßwachstums

In seiner Veröffentlichung *'Untersuchungen über die Histogenese und Histomechanik des Gefäßsystems'* aus dem Jahre 1893 beschreibt der Embryologe R. Thoma den Zusammenhang zwischen dem Durchmesser einer Arterie und der Blutflussgeschwindigkeit innerhalb des Gefäßes. Seinen Erkenntnissen nach zu urteilen, führt eine Veränderung dieses Verhältnisses zu Gefäßwachstum oder -atrophie. Demnach wurde bereits vor über 100 Jahren erkannt, dass Scherkräfte an Gefäßen einen regulierenden Einfluss auf deren Proliferation oder Atrophie haben. Neben dem hier angezeigten Prinzip der *Arteriogenese* wurde Mitte der 80'er Jahre ein weiteres Prinzip der postnatalen Gefäßproliferation definiert, die *Angiogenese*. 1935 erstmals von Hertig im Zusammenhang mit Gefäßneubildungen in der Plazenta erwähnt und 1971 von Folkman zur Beschreibung der Neovaskularisation von soliden Tumoren herangezogen, charakterisiert die Angiogenese das Aussprossen von Kapillaren aus bereits existierenden Kapillarnetzen als Antwort auf einen hypoxischen Reiz. Die *Vasculogenese*, gekennzeichnet durch prä- und postnatale de novo Kapillarbildung und Arterialisierung, bezeichnet die Migration angiogener Vorläuferzellen, ihre Differenzierung zu Endothelzellen und deren Verschmelzung zu einem initialen Gefäßplexus.
In Hinblick auf unsere Experimente sollen die molekularen und zellulären Mechanismen der Angio- und Arteriogenese in den Kapiteln *1.1.1* und *1.1.2* näher erläutert werden *(Abbildung 1).*

1.1.1 Angiogenese

Angiogenese beschreibt das Aussprossen neuer Kapillarnetze aus bereits existierenden Kapillaren [1] als Antwort auf eine lokale Hypoxie und führt zu einer Erhöhung der Gefäßdichte, allerdings nicht zu einer Zunahme der arteriellen Versorgung oder des Nettoblutflusses. Das Kapillarendothel ist Ort verschiedener physiologischer und pathologischer Prozesse und unterliegt einer Promoterregion (HiF-1 = *engl.* Hypoxia inducible Factor-1), die in Abhängigkeit des Sauerstoffpartialdrucks (PaO_2) im arteriellen Blut gesteuert wird. Molekulare Mediatoren dieser Kaskade sind in erster Linie die Chemokine VEGF (*engl.* vascular endothelial growth factor), Ang-1 und Ang-2 (Angiopoetin-1 und -2).

1.1.2 Arteriogenese

Die Proliferation von Endothel- und glatten Muskelzellen präformierter Arterien und Arteriolen aufgrund von Scheerkräften und veränderten Strömungseigenschaften des Blutes bezeichnet man Arteriogenese, woraus idealerweise eine kompensatorische Steigerung des Nettoblutflusses innerhalb eines minderdurchbluteten Gewebes resultiert.

Als Folge eines erhöhten Druckgradienten bei Gefäßstenose oder -verschluss der Hauptarterie eines Stromgebietes kommt es zur Rekrutierung von Kollateralgefäßen. Die Veränderung von Blutströmungsgeschwindigkeit, Druckverhältnissen und Turbulenz innerhalb der Kollateralgefäße führt zu einer Erhöhung der Scherkraft (definiert als Kraft pro Fläche) innerhalb des Gefäßes und Aktivierung des Endothels [1-3]. Die hierfür zuständige endotheliale Promotorregion SSRE (*engl.* Shear Stress Responsive Element) induziert die Transkription der Wachstumsfaktoren NOS (*engl.* Nitrous Oxide Synthetase), PDGF (*engl.* Platelet Derived Growth Factor) und MCP-1 (*engl.* Monocyte Chemoattractant Protein-1). Die Rekrutierung von Monozyten und Makrophagen nimmt nun eine entscheidende Rolle ein: MCP-1 führt zur Rekrutierung von Monozyten, die nach endothelialer Kontaktaktivierung [4] TNF-α (*engl.* Tumor Necrosis Factor-α) und andere vaskulotrophe Faktoren sezernieren. PDGF fördert die Adhäsion von Blutplättchen, welche über IL-4 (Interleukin-4) die Expression weiterer endothelialer Adhäsionsmoleküle steigern. In der anschließenden Phase des *remodeling* [5] folgen strukturelle Veränderungen im Gefäßwandaufbau und Neuorganisation des perivaskulären Bindegewebes, um eine Adaption an die proliferierende Gefäßarchitektur zu gewährleisten: Endothelialer GM-CSF (*engl.* Granulocyte Monocyte-Colony Stimulating Factor) gewährleistet eine stabile Wachstumsgrundlage für die Monozytenproliferation, während monozytäre Wachstumsfaktoren wie FGF-2 (*engl.* Fibroblast Growth Factor-2) die nun entstehende Mitosewelle der Endothel- und glatten Muskelzellen anregt.

Das Ausmaß der zerebrovaskulären Kollateralisierung im Versorgungsgebiet einer Hauptarterie ist ein wesentlicher Faktor in der Bestimmung des Schlaganfallrisikos bei Patienten mit chronischer Verschlusserkrankung der großen Hirnarterien (CVD = *engl.* cerebrovascular disease), da durch ein funktionell wirksames Kollateralgefäßnetzwerk das Perfusionsdefizit distal eines Gefäßverschlusses kompensiert werden kann.

Angiogenese		Arteriogenese	
Auslöser:	Ischämie	Auslöser:	Scherkraft, Inflammation
Promoter:	HiF-1	Promoter:	SSRE
Mediatoren:	**VEGF**, Ang-1, Ang-2	Mediatoren:	MCP-1, PDGF, GM-CSF, FGF-2
Substrat:	vorhandene Kapillaren	Substrat:	vorhandene Arteriolen
Resultat:	erhöhte Kapillardichte	Resultat:	neue Arterien
➔ De novo Wachstum ➔ Hauptsächlich innerhalb des ischämischen Areals ➔ Proliferation von Endothel		➔ Adaptives Wachstum ➔ Dissoziiert vom Ischämischen Areal ➔ Proliferation von Endothel und glatten Muskelzellen	

Abbildung 1: Mechanismen von Angiogenese und Arteriogenese, modifiziert nach [5]. Während bei der *Angiogenese* eine Hypoxie der Auslöser der Reaktionskaskade ist, wird bei der *Arteriogenese* die Gefäßproliferation durch veränderte intravaskuläre Strömungseigenschaften und Inflammation induziert. HiF-1 = *engl.* Hypoxia inducible Factor; VEGF = *engl.* Vascular Endothelial Growth Factor; Ang-1 und-2 = Angiopoetin-1 und-2; SSRE = *engl.* Shear Stress Responsive Element; MCP-1 = *engl.* Monocyte Chemoattractant Protein-1; PDGF = *engl.* Platelet Derived Growth Factor; GM-CSF = *engl.* Granulocyte Monocyte-Colony Stimulating Factor; FGF-2 = *engl.* Fibroblast Growth Factor.

1.2 Pathophysiologie der Hirndurchblutung

1.2.1 Regulation des zerebralen Blutflusses

Das menschliche Gehirns repräsentiert lediglich 2% des Gesamtkörpergewichts, dennoch beansprucht es etwa 20% des Herzzeitvolumens und Sauerstoffverbrauches des menschlichen Organismus [6]. Diese gewaltigen metabolischen Ansprüche sind zur Aufrechterhaltung der komplexen strukturellen Integrität der Neurone und zur Kontrolle der körperlichen Funktionen und des Verhaltens unabdingbar.

Zur Erhaltung dieser metabolischen Funktion ist ein konstanter Fluss von Sauerstoff und metabolischen Substraten notwendig. Ischämie beschreibt nun denjenigen Zustand, wo der zerebrale Blutfluss (CBF = *engl.* cerebral blood flow) nicht ausreicht, um die metabolischen Funktionen sicherzustellen. Ischämie kann vollständig (fehlender CBF) oder unvollständig (unzureichender CBF), global (das gesamte Gehirn betreffend) oder fokal (regional das Gehirn betreffend) sein.

Der normale, regionale zerebrale Blutfluss wird üblicherweise in Milliliter pro 100 Gramm Hirngewebe pro Minute (ml/100g/min) ausgedrückt und beträgt beim Gesunden im Mittel 55ml bis 60ml/100g/min. Aufgrund eines unterschiedlichen Substratbedarfs von grauer und weißer Substanz beträgt der CBF in der grauen Substanz ca. 75ml/100g/min, in der weißen Substanz etwa 45ml/100g/min.

Unter physiologischen Bedingungen beeinflussen drei wesentliche Faktoren den CBF:

1. Der mittlere arterielle Blutdruck (MAP = *engl.* Mean Arterial Pressure)

2. Die Konzentration von CO_2 und Protonen im arteriellen Blut   *(1.2.2)*

3. Die Sauerstoffkonzentration im Blut   *(1.2.2)*

Abbildung 2 zeigt das Verhältnis von CBF zu MAP und den Partialdrücken von Sauerstoff und Kohlenstoffdioxid im arteriellen Blut.

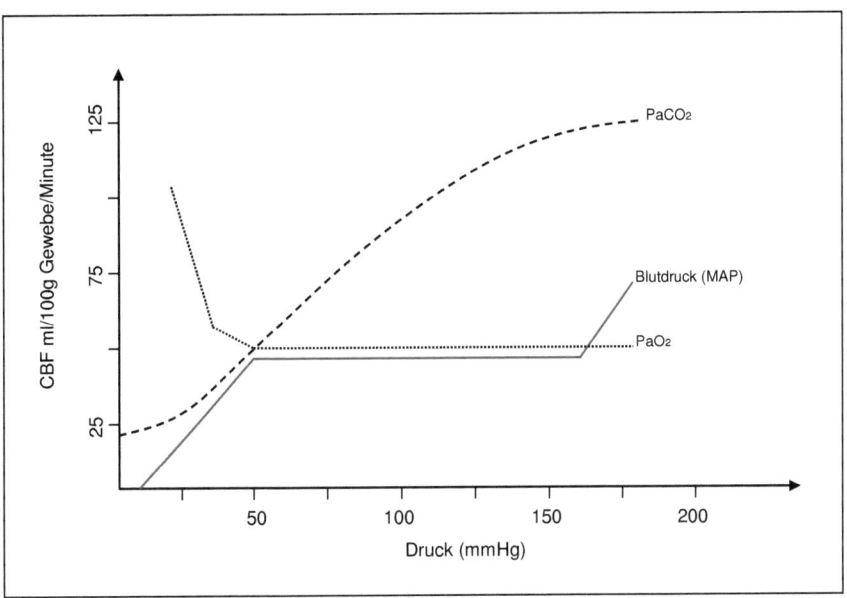

Abbildung 2: Einfluss von mittlerem arteriellem Blutdruck (MAP), Sauerstoff- und Kohlenstoffdioxid-Partialdruck im arteriellen Blut (PaO_2 bzw. $PaCO_2$) auf den zerebralen Blutfluss (CBF). Beim Gesunden wird durch die zerebrale Autoregulation innerhalb der mittleren arteriellen Druckgrenzen von 50mmHg bis 160mmHg ein konstanter CBF gewährleistet. Der potenteste physiologische Stimulus für eine zerebrale Vasodilatation mit daraus resultierender CBF Erhöhung ist eine Hyperkapnie. Dagegen bewirkt Hypokapnie eine Vasokonstriktion mit Abnahme des CBF und intrazerebralen Blutvolumens. Hypoxie verursacht eine Vasodilatation, welche sich ab 50mmHg PaO_2 manifestiert und bei 20mmHg maximal ausgeprägt ist.

1.2.1.1 Autoregulation

Der Hauptfaktor, welcher zu jeder beliebigen Zeit den CBF bestimmt ist der zerebrale Perfusionsdruck (CPP = *engl.* cerebral perfusion pressure). Der CPP errechnet sich aus der Differenz zwischen dem eingehenden mittleren arteriellen Druck (MAP) und dem entgegengesetzten intrakraniellen Druck (ICP = *engl.* intracranial pressure):

$$CPP = MAP - ICP$$

Zur effektiven Substratversorgung mit Sauerstoff und Glukose sollte der CPP 50 – 60mmHg nicht unterschreiten. Diese Definition gilt ausschließlich für den Patienten ohne steno-okklusive Erkrankung der Kopf-Hals Gefäße oder intrakraniellen Gefäße, da in diesem Fall der ‚poststenotische CPP' niedriger ist als der tatsächlich gemessene ‚prästenotische CPP'.

Die Fähigkeit des Gehirns den CBF über ein breites MAP-Intervall konstant zu halten, bezeichnet man als *Autoregulation*. Unter physiologischen Bedingungen liegen die Druckgrenzen einer intakten zerebralen Autoregulation zwischen einem MAP von 50mmHg bis 160mmHg. Innerhalb dieses Intervalls kann der CBF bei Abfall oder Anstieg des systemischen Blutdruckes durch eine gegenregulatorische Vasodilatation, respektive Vasokonstriktion der zerebralen Widerstandsgefäße konstant gehalten werden *(Abbildung 2)*. Unterschreitet der systemische MAP 50mmHg, so korreliert der CBF nahezu linear zu einem weiteren Absinken des arteriellen Mitteldruckes. Dies führt in der Konsequenz zu einer Reduktion des CPP, wobei der CBF beim Hirngesunden bis zu einem CPP von etwa 40mmHg hinreichend ist und die Sauerstoffversorgung zusätzlich durch eine Erhöhung der Sauerstoffextraktion aus dem Gewebe kompensiert werden kann [7, 8]. Bei einem MAP über 160mmHg hingegen durchbricht der CPP die autoregulatorische Vasokonstriktion und verursacht nun aufgrund der MAP-proportionalen Erhöhung des CBF einen ICP Anstieg mit Flüssigkeitsexsudation aus dem Kapillarbett in das Interstitium, schlimmstenfalls bis zum Vollbild eines vasogenen Hirnödems.

1.2.1.2 CO_2-Reaktivität und metabolische Einflussfaktoren auf den zerebralen Blutfluss

Neben der zerebralen Autoregulation ist die Regulierung der Gefäßweite in Abhängigkeit metabolischer Einflussfaktoren ein zweiter, physiologischer Homöostasemechanismus der Hirndurchblutung *(Abbildung 2)*. Entscheidend sind in erster Linie der pH-Wert des arteriellen Blutes, der arterielle Sauerstoff- und Kohlenstoffdioxidpartialdruck (PaO_2, $PaCO_2$), sowie die Konzentration von energiereichen Phosphaten in Form von ADP und ATP im Gehirnparenchym. Der effizienteste Mechanismus ist hierbei die CO_2-Reaktivität der Hirngefäße, da eine Zunahme des $PaCO_2$ den wirksamsten physiologischen Stimulus zur zerebralen Vasodilatation mit konsekutivem CBF-Anstieg darstellt. Eine Hypokapnie führt dagegen zu einer Abnahme des CBF und intrazerebralen Blutvolumens – ein Mechanismus, der im klinischen Alltag routinemäßig bei der Hirndrucktherapie ausgenutzt wird.
Hypoxämie führt ab einem PaO_2 von 50mmHg zu einer Vasodilatation der zerebralen Gefäße und einer Zunahme der Hirndurchblutung mit einer maximalen Ausprägung bei 20mmHg PaO_2.

Zwischen zerebraler Autoregulation und metabolischer Regulation des CBF scheint ein enger Zusammenhang zu bestehen, da die Regulation in beiden Fällen über spezifische Rezeptoren im Bereich des Glomus caroticum vermittelt wird und in einer Anpassung des Gefäßtonus der zerebralen Widerstandsgefäße (Arteriolen) resultiert [9]. Zu diesem Schluss kamen Huber und

Handa, die angiographisch die Hirngefäße von Patienten untersuchten, die sie hypo- und hyperkapnischen $PaCO_2$-Drücken aussetzten [10]. Im Bereich der zerebralen Gefäßäste mit einem Durchmesser von weniger als 2,5mm zeigte sich hierbei eine reaktive Vasokonstriktion, respektive Vasodilatation, während im Bereich der basalen Hirngefäßabschnitte keine relevanten Kaliberschwankungen induziert werden konnten. Neben einer Demonstration der CO_2-Reaktivität resultierte hieraus die Überlegung, dass die kleinen Arteriolen maßgeblich für den zerebralen Gefäßwiderstand verantwortlich sind [11, 12].

1.2.2 Schwellenwerte ischämischer Toleranz und struktureller Integrität

Anhand tierexperimenteller Modelle ist es gelungen spezifische Ischämische Schwellenwerte des CBF zu ermitteln [13-15]. Eine erhaltene zelluläre Strukturintegrität und Funktion ist in Abhängigkeit der Spezies bis zu einem CBF von 20-35ml/100g/min gewährleistet; beim Menschen liegt diese funktionelle Schwelle bei etwa 14-20ml/100g/min [16-18]. Unterschreitet der CBF diesen Schwellenwert resultiert eine Beeinträchigung der zellulären Funktion mit Amplitudenabnahme und Verlangsamung des Elektroencephalogramms (EEG), Unterbrechung von evozierten kortikalen Potentialen und neurologischen Defiziten, in Abhängigkeit der zerebralen Lokalisation [15].

Unterhalb eines CBF von etwa 5-10ml/100g/min entsteht aufgrund CBF-abhängigen und CBF-unabhängigen (metabolischen) Faktoren eine irreversible Schädigung der zellulären Strukturintegrität, die experimentell durch eine aufgehobene Ionenhomöostaste messbar ist [19]. Diese Schwelle für morphologische Infarzierung beim Menschen ist neben der Höhe des absoluten CBF zusätzlich von der Dauer des Perfusionsdefizites abhängig. Demzufolge kann auch ein mäßig verminderter CBF eine Gewebsinfarzierung hervorrufen, falls er lange genug besteht *(Abbildung 3)*.

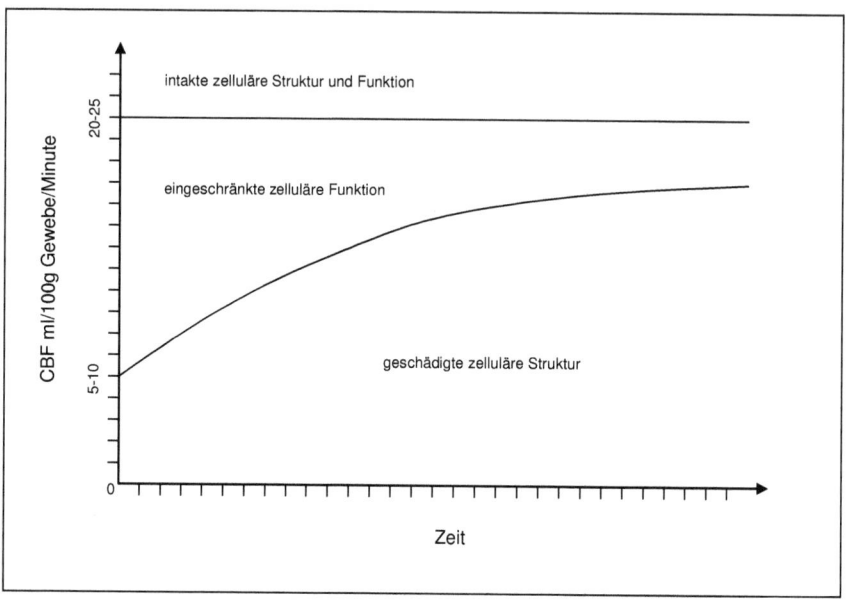

Abbildung 3: Zerebraler Blutfluss und ischämische Schwellenwerte. Untersuchungen beim Menschen [14, 19] und Primaten [13] während zerebralem Perfusionsdefizit konnten Schwellenwerte für eine eingeschränkte zelluläre Funktion und geschädigte zelluläre Struktur demonstrieren. Die Schwellen sind abhängig von der Höhe des regionalen CBF und der Dauer einer zerebralen Minderperfusion. Dieses Konzept erklärt die klinisch beobachteten transienten zerebralen Funktionsstörungen (TIA = Transitorische Ischämische Attacke), ohne morphologische Gewebsinfarzierung.

1.2.3 Zerebrovaskuläre Reservekapazität

Die zerebrovaskuläre Reservekapazität oder „funktionelle Regulationsreservekapazität" (CVRC=*engl.* cerebrovascular reserve capacity) kennzeichnet die Dilatationsfähigkeit der zerebralen Widerstandsgefäße zur Steigerung des CBF als Antwort auf einen adäquaten Stimulus. In anderen Worten quantifiziert die CVRC das Ausmaß einer möglichen Widerstandsverminderung zerebraler Arteriolen und ist damit bei reduziertem Blutzufluss ein Kompensationsmechanismus zur Aufrechterhaltung eines adäquaten CBF. Durch experimentelle Bestimmung der CVRC ist es daher möglich, Informationen über den vasomotorischen Funktionszustand der zerebralen Widerstandsgefäße zu erhalten. Im klinischen Alltag hat sich hierfür der Diamox®- oder Acetazolamid Stimulationstest bewährt; eine Methode, die seit über 17 Jahren zur Quantifizierung des Perfusionsdefizits bei Patienten mit chronisch zerebraler

Ischämie im Zusammenhang mit operativen revaskularisierenden Verfahren [20, 21] angewendet wird. Über den molekularen Wirkmechanismus ist bekannt, dass durch die Hemmung der physiologischen Carboanhydrase in den Erythrozyten nach Acetazolamid Stimulation eine rasche Sättigung des Blutes mit physikalisch gelöstem CO_2 erfolgt, mit der Folge eines intrazerebralen, extrazellulären Anstiegs der CO_2-Konzentration und reaktiven zerebralen Vasodilatation [21-23].

Die Messung des zerebralen Blutflusses kann durch verschiedene invasive und nicht-invasive Verfahren erfolgen [24, 25]. Prinzipiell erfolgt eine CBF-Messung vor und nach intravenöser Injektion von 1g Acetazolamid, wonach der CBF für 15 Minuten aufgezeichnet wird und die Differenz und damit Vasoreaktivität gegenüber der Baseline bestimmt werden kann.

1.3 Kollateralkreisläufe des menschlichen Gehirns

Der in Oxford ausgebildete und in London praktizierende Arzt Thomas Willis *(1621-1675)*, veröffentlichte seine Originaluntersuchung zur zerebrovaskulären Anatomie des Gehirns *‚Cerebri Anatome'* im Jahre 1664 in London [26] *(Abbildung 4a)*. Mit der Unterstützung von Richard Lower *(1631-1691)* gelang die Erkenntnis, dass das Gehirn nach Okklusion proximaler Hauptgefäßzuflüsse des Circulus arteriosus über das anastomosierende Gefäßnetzwerk noch mit Blut versorgt werden kann.

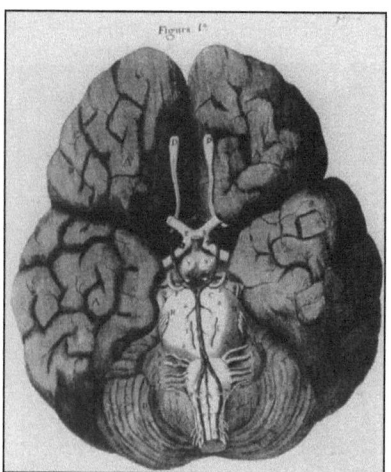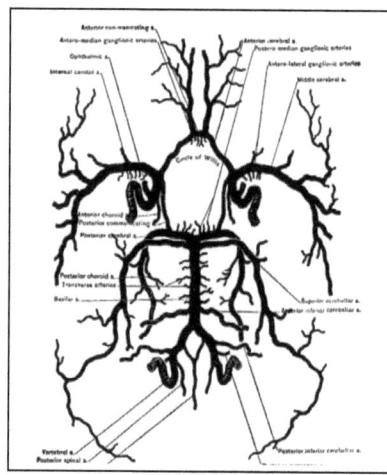

Abbildung 4a und b: Eine Abbildung aus Thomas Willis' *Cerebri Anatome* [26] (4a, links) und Ansicht auf die basalen Hirngefäßabschnitte, später bekannt als Circulus arteriosus Willisii (4b, rechts). 4b zeigt eine Detailansicht des Circulus arteriosus Willisii mit den vier Hauptgefäßzuflüssen der Aa. vertebrales und Aa. carotis internae (aus http://www.ibiblio.org). Hieraus gehen die Arterien des vorderen und hinteren zerebralen Kreislaufs hervor. Die Verbindung von vorderem und hinterem Kreislauf erfolgt in der Regel über die A. communicans posterior (pCOM = *engl.* posterior communicating artery).

1.3.1 Zerebrovaskuläre Anatomie

Die Blutversorgung des Gehirns erfolgt ventral über die paarige A. carotis communis (CCA = *engl.* Common Carotid Artery) und dorsal über die paarig angelegten Aa. vertebrales (VA = *engl.* Vertebral Artery). Die A. carotis communis gabelt sich im Trigonum caroticum in die A. carotis externa (ECA = *engl.* External Carotid Artery) und A. carotis interna (ICA = *engl.* Internal Carotid Artery), welche durch den knöchernen Canalis caroticus und den Sinus cavernosus die mittlere Schädelgrube erreicht und zunächst die A. ophthalmica nach ventral und die A. communicans posterior (pCOM = *engl.* posterior communicating artery) nach dorsal abgibt. 2-4mm distal des pCOM Ursprungs geht die A. choriodea anterior aus der ICA hervor, bevor im Bereich der Hirnbasis die Gabelung in A. cerebri media (MCA = *engl.* Middle Cerebral Artery) und A. cerebri anterior (ACA = *engl.* Anterior Cerebral Artery) erfolgt [27]. Die ACA ist über die A. communicans anterior (aCOM = *engl.* anterior communicating artery) mit der ACA der Gegenseite verbunden und wird bis zu dieser Anastomose als A1-Segment klassifiziert.

Die Vertebralarterien vereinigen sich auf Höhe des Hirnstamms zur A. basilaris (BA = *engl.* Basilar Artery), dem einzigen arteriellen Gefäß des Menschen, welches aus der Vereinigung von zwei im Stromgebiet vorangeschalteten Arterien entsteht. Hieraus geht die A. cerebri posterior (PCA = *engl.* Posterior cerebral artery) hervor, deren P1-Segment (Definiert den PCA-Abschnitt von Gefäßursprung bis zur pCOM-Anastomose) in der Regel über die pCOM mit dem vorderen Kreislauf verbunden ist. Die pCOM und das P1-Segment vereinigen somit den vorderen und hinteren Kreislauf des Circulus arteriosus Willisii (CAW) auf Höhe der Hirnbasis und schaffen eine Niedrigwiderstandsverbindung der basalen Hirngefäße (*Abbildung 4b*).

Definitionsgemäß werden *ICA, ACA (A1- und A2-Segment), aCOM, MCA und pCOM* dem vorderen Kreislauf zugeordnet, während *PCA und P1-Segment, A. basilaris und die Aa. vertebrales* dem hinteren Kreislauf zugeordnet werden.

1.3.2 Extrakranielle und intrakranielle Kollateralkreisläufe

Die Kollateralversorgung von Gefäßgebieten beschreibt die heterogene Ausprägung von alternativen Gefäßzuflüssen in das Versorgungsgebiet einer Hauptarterie und ermöglicht unter Umgehung des Hauptgefäßes die Blutversorgung eines hypoperfundierten Areals auch *ohne* kompensatorische Vasodilatation der zerebralen Widerstandsgefäße. Rekrutierung und Wachstum bereits existierender Kollateralen sind demnach ein potenter

Kompensationsmechanismus für zerebrale Durchblutungsstörungen, da nach dem Gesetz von Hagen-Poiseulle der Widerstand eines Blutgefäßes mit der vierten Potenz seines Gefäßdurchmessers abnimmt. Da eine akute und hochgradige Perfusionsminderung zeitlich nur wenig Spielraum zur Rekrutierung von Kollateralgefäßen lässt, nehmen die Durchgängigkeit der Kollateralgefäße und Arteriogenese daher insbesondere bei Zuständen einer chronisch progredienten, hämodynamischen Perfusionsminderung eine zentrale Stellung ein.

Beim Menschen kann ein ausgiebiges anastomotisches Netzwerk zwischen den Carotiden und den Vertebralarterien sogar einen progredienten Verschluss von drei bis vier der zuführenden Hauptgefäße kompensieren [28]. Am Primaten wurde demonstriert, dass durch eine sequentielle Gefäßokklusion die Proliferation von Niedrigwiderstandsgefäßen des Truncus thyreo- und c ostocervicalis stimuliert wird und dadurch selbst nach Ligatur *sämtlicher* zerebraler Hauptgefäßzuflüsse eine ausreichende Perfusion aufrechterhalten werden kann [29]. Demzufolge tragen eine Reihe von intra- und extrakraniellen Anastomosen zur zerebralen Blutversorgung während hämodynamischen Perfusionseinschränkungen bei. Folgende Verbindungen zählen funktionell zu den relevantesten [30, 31]:

a) Der vordere und hintere Circulus arteriosus über die **aCOM- und pCOM-**Anastomosen auf Höhe der Hirnbasis.
b) Zwischen der ipsilateralen ECA und ICA über die **A. ophthalmica**.
c) Über die Heubner'schen **leptomeningealen Anastomosen** [32], einem Netzwerk aus subarachnoidalen Arteriolen, welche epizerebral die Endäste von ACA, MCA und PCA anastomosieren.
d) Zwischen den beiden Aa. carotica externae über proximale Abgänge der ECA,
e) über die intraparenchymalen kapillären Anastomosen nach Pfeiffer [33].

Eine Kollateralisierung ermöglicht *primär* die Kompensation einer bis zu 70-prozentigen Lumenreduktion der Carotiden, ohne nachweisbare Minderung der Perfusion [34]. Ein pathologischer Abfall des CBF ist das erste objektivierbare Anzeichen eines dekompensierten Perfusionszustandes. Die bedeutendste Kollaterale zur Kompensation eines ventralen hämodynamischen Perfusionsdefizits beim Menschen ist die pCOM. Eine dünne (<1mm) oder gar fehlende pCOM und erhöhte Blutflußgeschwindigkeit innerhalb des Gefäßes gelten als Risikofaktoren für einen ischämischen Insult [35]. Die Rekrutierung von Kollateralgefäßen wirkt demnach einem hämodynamischen Perfusionsdefizit entgegen und die Flussgeschwindigkeit innerhalb der Kollaterale kann Auskunft über den Grad der hämodynamischen Beeinträchtigung geben [36].

Sekundär kann eine hämodynamische Dekompensation im Rahmen der CVRC durch eine autoregulatorische Vasodilatation abgefangen werden, um eine ausreichende Sauerstoffversorgung des Hirngewebes zu ermöglichen. Diese gegenregulaorische Vasodilatation bildet das erste Stadium (ST I) eines hämodynamischen Ausgleichs. Eine weitere Reduktion des Perfusionsdrucks bei ausgeschöpfter CVRC führt zu einer vermehrten Metabolisierung des bereitgestellten Sauerstoffs und damit zu einer erhöhten Sauerstoffextraktionsfraktion (OEF = *engl.* Oxygen Extraction Fraction) im Gewebe. Man bezeichnet diesen Zustand als Stadium zwei (ST II) des hämodynamischen Ausgleichs oder *misery perfusion*.

1.4 Die Chronisch Zerebrale Ischämie

Eine hämodynamische Perfusionsminderung aufgrund intra- oder extrakranieller Gefäßokklusion oder -stenose trägt in etwa 10% aller Fälle zum ischämischen Schaganfall bei [37]. Insbesondere die chronisch verlaufende arteriosklerotische Verschlusskrankheit der Arteria carotis mit extra- oder intrakranieller Verschlusslokalisation ist mit der erhöhten Gefahr nachfolgender Schlaganfälle assoziiert [38, 39]. Derzeit gibt es für diese chronische zerebrale Ischämie keine pharmakologische Therapie. Pathophysiologisch verursachen hämodynamisch relevante Stenosen der hirnversorgenden Kopf-Hals Gefäße einen Perfusionsdruckabfall im Stromgbiet distal der Stenose. Das Ausmaß der Perfusionsminderung ist abhängig vom Grad der Stenose, der Dauer des Flussbehinderung und der Kapazität der Kollateralversorgung [40, 41]. Bei unzureichender Ausprägung der Kollateralgefäße begünstigen die Abnahme des Perfusionsdruckes und der Anstieg von Stoffwechselmetaboliten eine Dilatation der lokalen Widerstandsgefäße und damit Ausschöpfung der CVRC. Diese Kompensation verläuft vom Patienten unbemerkt, obwohl er sich an der Schwelle zum ischämischen Insult befindet: Im Falle einer zusätzlichen Reduzierung des Perfusionsdrucks besteht nun die Gefahr einer kritischen Perfusionseinschränkung.

Mit der Entwicklung eines Modells zur chronisch zerebralen Ischämie bei der Maus soll die klinische Situation einer chronischen zerebralen Perfusionsminderung durch eine *extrakranielle* Stenose oder Okklusion der hirnversorgenden Kopf-Hals Gefäße simuliert werden.

1.4.1   Ätiologie

Bezüglich der Ätiologie einer chronisch zerebralen Ischämie gab es für lange Zeit Kontroversen zwischen einer hämodynamischen und embolischen Ursache. Während Ende der siebziger Jahre die embolische Theorie (ausgehend von arteriosklerotischen Plaques oder Gefäßstümpfen) favorisiert wurde, hat sich in den letzten zehn Jahren zunehmend der Gedanke eines chronischen, hämodynamischen Perfusionsdefizits bei unzureichender Kollateralgefäßversorgung durchgesetzt [42]. Alternative Auslöser sind der thrombembolische Verschluss kollateraler Gefäßzuflüsse oder eine Mikroangiopathie im Stromgebiet der okkludierten Arterie [38].

1.4.2 Chronische Verschlusskrankheit der Arteria carotis

Die typische Manifestation einer chronischen, hämodynamischen Perfusionseinschränkung ist durch das Auftreten von rezidivierenden transitorischen ischämischen Attacken (TIA) gekennzeichnet. Im Falle solcher vorübergehenden ischämischen Episoden werden Stenosen der A. carotis als *symptomatisch* klassifiziert. *Asymptomatisch* werden Läsionen bezeichnet, bei denen der Patient lediglich unspezifische Symptome (beispielsweise Synkopen oder Schwindel) verspürt, die nicht mit einem neurologischen Defizit verbunden sind [43].

Nur vereinzelt gibt es Daten über Prognose und Verlauf der *asymptomatischen* Verschlusskrankheit der A. carotis. In prospektiven, randomisierten klinischen Studien konnte demonstriert werden, dass die Prognose günstiger ist [44], verglichen mit der *symptomatischen* Verschlusskrankheit, bei einem jährlichen Schlaganfallrisiko von 2% [45], respektive 5% bis 7% [42, 46]. Als maßgebliche prognostizierende Faktoren wurden hierbei die OEF im Gewebe und die CVRC ermittelt: Patienten mit *symptomatischer* Okklusion zeigten eine *höhere OEF* [47-49], einen *niedrigen regionalen CBF* bei Ruhebedingungen und eine signifikant *eingeschränkte CVRC* [42, 50-52]. Etwa ein Drittel der Patienten mit eingeschränkter CVRC erlitten innerhalb eines Follow-up von 1 bis 2 Jahren einen Schlaganfall, im Gegensatz zu einer 5-prozentigen Inzidenz bei Patienten mit normaler CVRC. Die Therapieoptionen bei symptomatischem Verschluss umfassen eine Reihe von Modalitäten, von medikamentöser Therapie bis zu operativen Verfahren reichend. Es gilt heute mehr denn je eine vernünftige Kombination und Individualisierung der therapeutischen Verfahren anzustreben, mit Fokus auf den zugrunde liegenden Pathomechanismus und Kenntnis des natürlichen Verlaufs der Erkrankung.

1.4.3 Therapie durch Operative Revaskularisierung und Indikationsstellung

Bei Patienten mit chronisch zerebraler Ischämie ist die derzeitige Therapie der Wahl eine Erhöhung des kollateralen zerebralen Blutflusses durch operative Anlage einer direkten oder indirekten Revaskularisierung [53], beispielsweise durch Anlage eines extra- nach intrakraniellen Bypass [54, 55] oder eine Encephalomyosynangiosis.

Die Idee der operativen Revaskularisierung nahm Anfang der vierziger Jahre ihren Ursprung, damals in Form eines gestielten Lappens des M. temporalis, der direkt auf die Hirnoberfläche gelegt wurde [56]. Etwa acht Jahre später wurde dieses Verfahren durch den Begriff *Encephalomyosynangiosis* geprägt und findet in modifizierter Form noch heute in der Therapie der Moyamoya Erkrankung Anwendung [57-59]. Knapp 20 Jahre vergingen, bis M. G.

Yasargil in seiner Meilensteinveröffentlichung 1969 die Ergebnisse seiner ersten erfolgreichen operativen Revaskularisierung durch einen zerebrovaskulären Bypass publizierte. Durch seine mikrochirurgische Pionierarbeit eröffneten sich für Neurochirurgen erstmalig Möglichkeiten aktiv in die Therapie der symptomatischen Verschlusskrankheit der A. carotis einzugreifen. Die Bypass-Chirurgie wurde entwickelt, um einen kollateralen Blutfluss in das Versorgungsgebiet einer stenosierten oder okkludierten zerebralen Arterie bereitzustellen. Als Technik der Wahl bietet sich bei Unzugänglichkeit des betroffenen Hauptgefäßes eine extrakranielle-intrakranielle Revaskularisierung an, meißt in Form eines Bypass zwischen einem Ast der A. temporalis superficialis und einem kortikalen Segment der A. cerebri media *(STA-MCA-Bypass)* über der betroffenen Hemisphäre [60].

1985 wurden die Langzeitergebnisse der EC-IC (EC-IC = *engl.* Extracranial to Intracranial)-Bypass Studie publiziert, welche die Schlaganfallinzidenz nach operativer Revaskularisierung mit einer rein medikamentösen Therapie durch Thrombozytenaggregationshemmer verglichen hatte. Es zeigte sich damals, dass operierte Patienten gegenüber der ASS Kontrollgruppe *nicht* von einer Revaskularisierung profitierten und eine EC-IC Anastomose demnach keinen erhöhten protektiven Effekt bezüglich des Schlaganfallrisikos bot. Allerdings war der Studienaufbau nicht in einer Art konzipiert, um verschiedene Untergruppen von Patienten vergleichen zu können; dies galt insbesondere für Patienten mit einer eindeutig dokumentierten hämodynamischen Perfusionseinschränkung: Ein Drittel der eingeschlossenen Patienten hatte eine Okklusion der ICA ohne nachfolgende Symptome, wohingegen andere Patientengruppen nicht-signifikante, hämodynamische Stenosen aufwiesen. Der Zusammenschluss dieser Patienten *ohne* Berücksichtigung des zugrunde liegenden Pathomechanismus führte zu einer ‚Verwässerung' der Aussagekraft der Studie, da nach dem heutigen Kenntnisstand eine Vielzahl der eingeschlossenen Patienten *keine* Kandidaten für eine operative Revaskularisierung wären. Nachfolgende Publikationen haben demonstriert, dass bei sorgfältiger Indikationsstellung ein prognostischer Vorteil nach einer operativen Revaskularisierung besteht [60-62]. Um die Indikation für einen EC-IC Bypass zu stellen ist demnach ein Kriterium unumgänglich: Eine dokumentierte hämodynamische Perfusionseinschränkung durch Beeinträchtigung der Kollateralgefäßversorgung mit nachweislich vermindertem regionalen CBF oder einer eingeschränkten CVRC [60, 61].

Zukünftig liegt die Hoffnung in einem multimodalen Therapiekonzept aus operativer Revaskularisierung und pharmakotherapeutischer Induktion des Kollateralgefäßwachstums nach Applikation von arteriogenen, angiogenen und/oder vaskulogenen Wachstumsfaktoren.

1.5 Die Maus als Versuchsmodell

1.5.1 Die Charles River 57 / Black 6 Maus (C57/BL6)

Zwecks Erforschung alternativer Therapien zur künstlichen Stimulation des Gefäßwachstums entwickelte sich in den vergangenen Jahren ein steigendes Interesse an tierexperimentellen Modellen zur chronisch zerebralen Ischämie. Im Zentrum dieser Überlegung steht die Idee das Gefäßwachstum mit Hilfe von hämopoetischen Wachstumsfaktoren zu stimulieren. Tierexperimentell wurde an einem Modell der chronisch zerebralen Ischämie bei der Ratte nachgewiesen, dass die therapeutische Administration von GM-CSF eine Vergrößerung der basalen Hirngefäßdurchmesser mit Anstieg der zuvor eingeschränkten CVRC induzierte [63, 64]. Ferner kam es zu einer signifikanten Reduktion des Energiedefizits nach hämodynamisch induziertem Schlaganfall.

Aufgrund der Züchtung genetisch manipulierter Stämme mit Über- oder Unterexprimierung einzelner Zielgene ist die Maus als Versuchstier nun zunehmend begehrt [65]. Für unsere Studie wählten wir die Auszuchtmaus Charles River 57 / Black 6 (C57/BL6), da sie Ausgangsstamm für fast alle genetisch manipulierten Mausstämme ist und sich neben ihrer unkomplizierten Züchtung durch eine geringe Anfälligkeit gegenüber Krankheit und Infektionen auszeichnet.

1.5.2 Zerebrovaskuläre Kollateralkreisläufe bei der Maus

Über den Beitrag der einzelnen Gefäße des Circulus arteriosus zum kollateralen zerebralen Blutfluss liegen bei der Maus nur vereinzelt Daten vor. Im Gegensatz zu anderen Spezies unterliegen insbesondere die Durchgängigkeit und das Vorhandensein der P1-Segmente einer hohen Heterogenität mit erheblichen Variationen inner- und unterhalb der einzelnen Mausstämme [66-68], was im Hinblick auf die Entwicklung eines reproduzierbaren Modells zur chronisch zerebralen Ischämie eine Herausforderung darstellt. Man vermutet, dass die experimentell nachgewiesene und variable Ischämietoleranz in der variablen Anatomie der zerebrovaskulären Anastomosen begründet liegt. Vor Entwicklung eines Tiermodells zur chronisch zerebralen Ischämie bei der C57/BL6 Maus ist es daher essentiell, Kenntnisse über die zerebrovaskulären Kollateralisationsverhältnisse zu gewinnen und den Einfluss bedeutender Kollateralgefäße wie der P1-Segmente zu bestimmen.

1.5.3 Studienlage bei anderen Spezies

Beim Circulus arteriosus von Wüstenrennmäusen und Ratten gilt die Verbindung zwischen vorderem und hinterem Kreislauf durch das P1-Segment als Hauptelelement für die Gewährleistung einer kollateralen Blutversorgung [69-71]. Basierend auf dieser Annahme, konnte die blutflussassoziierte Auswirkung einer chronischen Perfusionseinschränkung an der Ratte bereits demonstriert werden [72]. Das dort angewandte Prinzip einer zweizeitigen Drei-Gefäßokklusion der Aa. vertebrales und A. carotis mit chronischem Perfusionsdefizit ohne morphologische Infarzierung konnte infolge der homogenen Ausbildung eines funktionellen P1-Segments in nahezu 100% der Versuchstiere reproduziert werden.

1.5.4 Die chronisch zerebrale Ischämie bei der Maus

Bis heute gibt es keine tierexperimentelle Methode, um eine chronisch zerebrale Ischämie bei der Maus zu simulieren. Dabei ist es wesentlich, die *chronisch* zerebrale Ischämie von der *globalen* zerebralen Ischämie abzugrenzen: Da bei der chronisch zerebralen Ischämie der Schwellenwert einer ischämischen Hypoperfusion zwar erreicht, aber nicht unterschritten wird, erzeugt man keinen Infarkt, sondern einen Perfusionszustand an der Schwelle zur Ischämie. Mit Hilfe eines Modells zur chronisch zerebralen Ischämie an der Maus bestünden Aussicht auf ein besseres pathophysiologisches Verständnis hämodynamischer Perfusionsminderungen und die Möglichkeit der Erforschung kausaler Therapiemodalitäten der chronisch progredienten zerebrovaskulären Verschlusskrankheit, insbesondere an anderen genetischen Mutanten.

1.6 Zielsetzung der Arbeit

Mit Hilfe eines mehrteiligen Versuchsaufbaus soll bei der C57/BL6 Maus zunächst die native zerebrovaskuläre Anatomie und Durchgängigkeit der Kollateralgefäße des Circulus arteriosus bestimmt werden, um nach sequentieller Okklusion der großen Kopf-Hals Gefäße die funktionelle Relevanz des P1-Segments der PCA zu charakterisieren. Zur Selektion eines geeigneten Modells der chonisch zerebralen Ischämie werden anschließend verschiedene experimentelle Gefäßokklusionsmodelle durchgeführt, mit wöchentlicher Ermittlung der CVRC. Zeitlicher Endpunkt unserer Studie ist Tag 21 nach Gefäßoperation und abschließender Latex/Carbon Black Perfusion zur Beurteilung der zerebralen Angioarchitektur nach chronischer Perfusionseinschränkung.

1.6.1 Die zerebrale Kollateralgefäßversorgung bei der C57/BL6 Maus

Über das Ausmaß einer Anastomosierung der Stromgebiete von A. carotis externa und A. carotis interna bei der C57/BL6 Maus gibt die gegenwärtige Literatur keinen Aufschluss. Zur Darstellung der Kollateralkreisläufe des Externa- und Interna- Stromgebietes werden im Vorfeld zu den Gefäßokklusionsversuchen selektive zerebrale Mikroangiographien angefertigt.

1.6.2 Einfluss des P1-Segments

In einem zweiten Schritt erfolgt die Charakterisierung des Einflusses des P1-Segments auf den zerebralen Blutfluss nach kurzzeitiger Okklusion der zuführenden Gefäße des vorderen und/oder hinteren Kreislaufs des Circulus arteriosus. Neben der Funktionalität der P1-Segmente sollen auch der Umfang einer CBF-Änderung in Abhängigkeit des jeweiligen Gefäßokklusionsmodells beurteilt werden.

1.6.3 Chronische Ischämie

Die Hauptzielsetzung der Studie ist die Schaffung einer chronischen Perfusionseinschränkung nach permanenter Gefäßokklusion oder -stenose mit wöchentlicher Bestimmung der CVRC-Ausschöpfung über einen Zeitraum von 21 Tagen. Zur Beurteilung der zerebralen Angioarchitektur erfolgt an Tag 21 die Perfusion mit einer Latex/Carbon Black Lösung.

2. DARLEGUNG DER METHODE

Männliche Charles River 57 / Black 6 (C57/BL6) Mäuse (Elevage Janvier, Le Genest Saint Isle, Frankreich) mit einem Alter von 10 bis 12 Wochen (Ankunftsgewicht zwischen 22g und 28g) wurden unter kontrollierten Bedingungen (Temperatur 21-22 °C, Luftfeuchtigkeit 60%, Lichtperiode 6-17 Uhr) in Einzelkäfigen gehalten. Alle Tiere erhielten standard Trockenfutter und hatten unbeschränkten Zugang zu Wasser. Die Tierversuche erfolgten in Übereinstimmung mit der Tierschutzgenehmigung des Landes Baden-Württemberg vom 02.09.2004, Aktenzeichen 35-9185.81/G-105/04.

2.1 Untersuchungen zur zerebralen Kollateralgefäßversorgung mittels Mikroangiographie

2.1.1 Gruppeneinteilung

Zur Darstellung der zerebrovaskulären Anastomosierung des Externa- und Interna-Stromgebietes der C57/BL6 Maus wurden 9 Versuchstiere verwendet, die folgenden Versuchsgruppen zugeteilt wurden:

Gruppe	Okklusion	Katheterposition	Anzahl
(I)	keine	LV	n = 3
(II)	CCA-Okk. links	LV	n = 3
(III)	ICA-Okk. rechts	CCA rechts	n = 3

Tabelle 1: Gruppeneinteilung der zerebralen Angiographien. *Okklusion* und *Katheterposition* beschreiben die Art der prä-angiographisch durchgeführten Gefäßokklusion und die Position des Katheters zur Kontrastmittelapplikation. LV = Linker Ventikel; CCA-Okk. = *engl.* Common Carotid Artery occlusion = A. carotis communis Okklusion; ICA-Okk. = *engl.* Internal Carotid Artery occlusion = A. carotis interna Okklusion.

2.1.2 Versuchsanordnung

In der Literatur über die C57/BL6 Maus findet man gegenwärtig keine Einzelheiten über das Ausmaß einer Anastomosierung der Stromgebiete von A. carotis externa und A. carotis interna.

Die in Betracht kommenden Anastomosen wurden in Kapitel *1.3.2* der Einleitung aufgeführt. In erster Linie ist dies die Verbindung von ICA und ECA über die A. ophthalmica und die Verbindung kontralateraler Externa-Stromgebiete über proximale Äste der ECA.

Zur morphologischen Darstellung dieser potentiellen Anastomosen, wurden daher im Vorfeld der Gefäßokklusionsversuche selektive Angiographien angefertigt.

Die Zielsetzung war:

- Bei intrakardialer Kontrastmittelapplikation die zerebrale Gefäßarchitektur darzustellen und den etwaigen cross-flow über den Circulus arteriosus Willisi nach unilateraler Okklusion der CCA nachzuweisen;
- durch selektive Kontrastmittelapplikation über die ECA die Kollateralisierung zwischen ipsi- und kontralateraler ECA, beziehungsweise zwischen ipsilateraler ICA und ECA zu erfassen.

2.1.3   Versuchsablauf

2.1.3.1   Narkose

Für die Operationen zur Mikroangiographie wurden die Mäuse mittels intraperitonealer Injektion von 66mg/kg Ketanest® (50mg/ml Ketaminbase) und 3,3 mg/kg Rompun® (20mg/ml Xylazine-Hydrochlorid) narkotisiert. Über eine rückkopplungsgesteuerte Heizplatte und rektale Temperaturmesssonde wurde die Körpertemperatur auf 36.7°C reguliert. Zum Augenschutz während der Sedierung wurde Bepanthen® Augensalbe (Roche, Grenzach-Wyhlen, Deutschland) verwendet.

2.1.3.2   Operationen

Zur Kontrastmittelapplikation wurden die voroperierten Mäuse nach Protokoll narkotisiert und in Rückenlage auf einer Röntgenplatte positioniert. Mit einer Kanüle (Braun, Melsungen, Deutschland) und angeschlossenem Polyethylen (PE) Katheter (ID 0.4mm, AD 0.8mm) wurde die linke Herzkammer oder alternativ die rechte CCA punktiert. Nach Anflutung des Kontrastmittels (KM), wurden mit einem Kleintierröntgengerät sequentielle Aufnahmen der zerebralen Gefäßarchitektur angefertigt. Die Katheter wurden nach der Bilderfassung entfernt und die Mäuse gemäß tierschutzrechtlicher Bestimmungen getötet.

- Die Okklusion der linken CCA zur Beurteilung des interhemisphärischen cross-flows *(Gruppe II)* erfolgte entsprechend den in *2.2.3.2* und *2.3.3.2* beschriebenen Ausführungen im Rahmen der Vorbereitungen zur KM Applikation. Nach entsprechender Präparation wurde die linke CCA distal der thyroidalen Äste mit einem Seidenfaden ligiert.

- Die Katheterisierung der rechten CCA zur selektiven Darstellung des ECA Stromgebietes *(Gruppe III)* erfolgte in einer vorangehenden Sitzung:

  Nach protokollgemäßer Narkotisierung und alkoholischer Hautdesinfektion, wurde über einen 2-3cm reichenden prätrachealen Hautschnitt die Bifurkation der rechten CCA dargestellt. Unter einem Operationsmikroskop (Zeiss, Deisenhofen, Deutschland) wurden CCA und ICA mit mikrochirurgischen Pinzetten unter Schonung der umliegenden Gefäß- und Nervenstränge von ihrer Faszie befreit. Anschließend wurde die CCA mit einem Seidenfaden umschlungen, die Carotisbifurkation unter leichtem Fadenzug nach kaudal mobilisiert und hierdurch gleichzeitig die CCA temporär okkludiert. Die ICA wurde mit einem Seidenfaden ligiert und die CCA anschließend mit einer mikrochirurgischen Schere inzidiert. Durch die Inzision wurde ein Polyethylen Katheter (ID 0.4mm, AD 0.8mm) 5mm in die CCA vorgeschoben. Der Katheter wurde mit einem Seidenfaden an der CCA fixiert. Zur KM Applikation wurde das proximale Ende des PE Tubus mit einer Kanüle verbunden. Der Wundverschluss erfolgte mit einer fortlaufenden Hautnaht (Nylon 6/0). Die Katheter wurden nach der Bilderfassung entfernt und die Mäuse gemäß tierschutzrechtlicher Bestimmung getötet.

2.2 Einfluss des P1-Segments bei der C57/BL6 Maus – akute Ischämie

2.2.1 Gruppeneinteilung

Für die Versuche zur Charakterisierung des Einflusses des P1-Segmentes wurden 29 Versuchstiere verwendet, die folgenden Versuchsgruppen zugeteilt wurden:

Gruppe	Modell	Anzahl
(I)	1- und 2-Vessel Okklusion (VO)	n = 17
(II)	3- und 4-VO	n = 12

Tabelle 2: Gruppeneinteilung der Versuche zur Bestimmung des Einflusses des P1-Segments bei der C57/BL6 Maus. Bei 1- und 2-Vessel Okklusion erfolgte eine sequentielle uni- und bilaterale Okklusion der Arteria carotis communis. Für die 3- und 4-VO wurde die sequentielle uni- und bilaterale CCA-Okklusion nach beidseitiger Thermokoagulation der Arteria vertebralis durchgeführt. VO = *engl.* Vessel occlusion; CCA = *engl.* Common carotid artery; VA = *engl.* Vertebral artery

Die verschiedenen Okklusionsmodelle sind schematisch in *Abbildung 5* gezeigt:

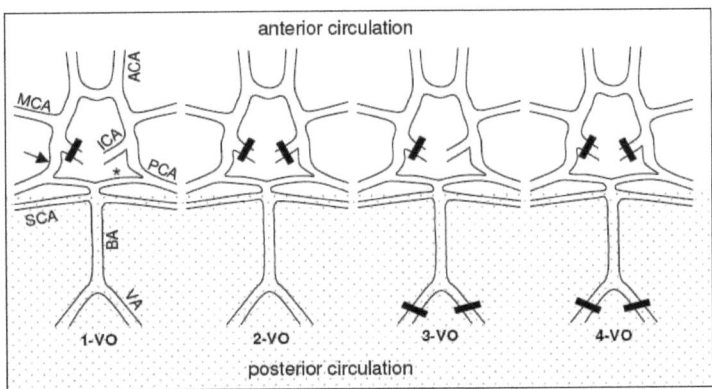

Abbildung 5: Schematische Darstellung der Gruppen (I) und (II) mit sequentieller uni- oder bilateraler Okklusion der CCA (1- oder 2-VO) ohne oder mit bilateraler Koagulation der Arteria vertebralis (3- und 4-VO). MCA = *engl.* Middle cerebral artery = Arteria cerebri media, ACA = *engl.* Anterior cerebral artery = Arteria cerebri anterior, ICA = *engl.* Internal carotid artery = Arteria carotis interna, PCA = *engl.* Posterior cerebral artery = Arteria cerebri posterior, SCA = *engl.* Superior cerebellar artery = Arteria cerebelli superior, VA = *engl.* Vertebral artery = Arteria vertebralis, BA = *engl.* Basilar artery = Arteria basilaris; Pfeil = pCOM (*engl.* Posterior communicationg artery = Arteria communicans posterior), * = P1-Segment der PCA).

2.2.2 Versuchsanordnung

Die Versuchsserien der akuten Ischämie dienten zur Charakterisierung des Einflusses der P1-Segmente auf die zerebrale Perfusion.

Nach Anflutung der intraperitonealen Narkose wurde die Maus in Bauchlage positioniert und fixiert. Laser Doppler Flowmetry (LDF)-Sonden wurden bilateral und transkortikal positioniert und mit Acrylzement befestigt. In Abhängigkeit des Versuchsmodells (1-, 2- oder 3-, 4-VO) wurde zuvor bei Gruppe (II) eine bilaterale Thermokoagulation der A. vertebralis (bilaterale VA-Koagulation) durchgeführt oder nicht.

Unter kontinuierlichem transkortikalen Laser-Doppler-Flowmetry (LDF) monitoring wurden anschließend sequentiell zunächst die rechte CCA, dann beide CCA's für 10 Sekunden okkludiert.

Zur Darstellung der basalen Hirngefäßarchitektur, erfolgte anschließend bei n = 17 Tieren der Gruppe (I) eine intraaortale Perfusion mit einer Latex/Carbon Black Lösung. Nach Aushärtung des Latex wurden die Gehirne sorgfältig entfernt und unter einem Operationsmikroskop abfotografiert, um Ausprägung der P1-Segmente der PCA zu beurteilen *(Abbildung 6)*.

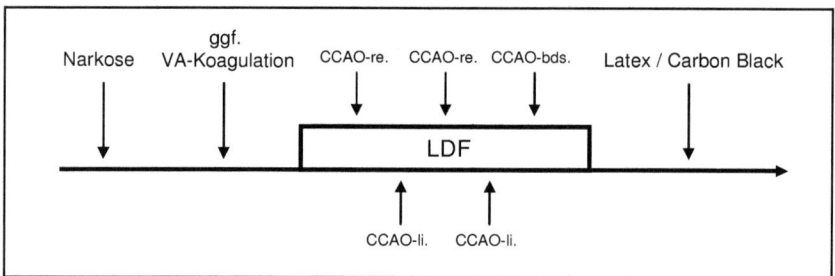

Abbildung 6: Versuchsanordnung zur Bestimmung des Einflusses des P1-Segments. Nach Anflutung der Narkose wurde in Abhängigkeit des Versuchsmodells eine bilaterale A. vertebralis Koagulation durchgeführt. Nach Positionierung der LDF-Sonden erfolgte nach einer Ausgleichszeit von 60 Sekunden die alternierende und bilaterale Okklusion der CCA für jeweils 10 Sekunden, gefolgt von einer Erholungsperiode von 90 Sekunden. Abschließend wurde die Maus mit einer flüssigen Latex/Carbon Black Lösung perfundiert und das P1-Segment der PCA fotomikroskopisch ausgewertet. VA = *engl.* Vertebral artery; CCAO = *engl.* Common carotid artery occlusion; LDF = *engl.* Laser Doppler Flowmetry; re. = rechts; li. = links; bds. = beidseitig.

Versuchsaufbau im tierexperimentellen Labor:

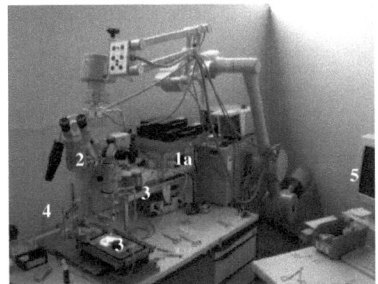 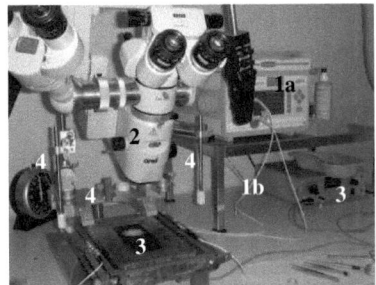

Abbildung 7a und b: Versuchsaufbau im tierexperimentellen Labor zur LDF Messung. 1a = Laser Doppler Flowmetry Monitor (LDF-Monitor); 1b = LDF-Sonden, welche an einem Stereotaxierahmen (4) befestigt und mit dem LDF-Monitor verbunden sind; 2 = Operationsmikroskop; 3 = Operationstisch mit integrierter Wärmeplatte zur feedback-gesteuerten Körpertemperaturregelung; 4 = Stereotaxierahmen zur Befestigung und transkraniellen Positionierung der LDF-Sonden; 5 = Personal Computer zur Aufzeichnung und Auswertung des LDF-Signals.

2.2.3   Versuchsablauf

2.2.3.1   Narkose

Für die Operationen zur Bestimmung des Einflusses des P1-Segments wurden die Mäuse mittels intraperitonealer Injektion von 66mg/kg Ketanest® (50mg/ml Ketaminbase) und 3,3 mg/kg Rompun® (20mg/ml Xylazine-Hydrochlorid) narkotisiert. Über eine rückkopplungsgesteuerte Heizplatte und rektale Temperaturmesssonde wurde die Körpertemperatur auf 36.7°C reguliert. Zum Augenschutz während der Sedierung wurde Bepanthen® Augensalbe (Roche, Grenzach-Wyhlen, Deutschland) verwendet.

2.2.3.2   Operationen

LDF-Sonden Montage und Blutflussmessungen:
Die Mäuse wurden entsprechend dem Protokoll narkotisiert und in Bauchlage auf einer rückkopplungsgesteuerten Heizplatte fixiert. Nach alkoholischer Hautdesinfektion wurde durch eine mediale Kalotteninzision das Schädeldach dargestellt und das Periost mit Mikropinzetten und Wattestäbchen stumpf abpräpariert *(Abbildung 8a)*. 3mm dorsal und 2mm lateral des Bregma wurde die parietale Schädeldecke beidseits mit einem Mikrobohrer (MicroDrill, Bosch, Stuttgart, Deutschland) muldenförmig ausgedünnt. Die LDF-Messsonden (Moor Instruments,

Devon, England) wurden an einem Stereotaxierahmen (Kopf Instruments, Tujunga, USA) befestigt und senkrecht über den Knochenlamellen des horizontalen Schädeldaches ausgerichtet. Nach sorgfältiger Blutstillung wurden die LDF-Sonden an dem Stereotaxierahmen unter direktem Kontakt zu den Knochenlamellen fixiert *(Abbildung 8b)*. Um eine optimale Leitfähigkeit des LDF-Signals zu gewährleisten, wurden die Messsonden distal mit einem Tropfen destilliertem Wasser (Braun, Melsungen, Deutschland) benetzt. Das distale Ende der Sonden wurde zusätzlich mit einem 1cm langen Polyethylen Schlauch (ID 0.4mm, AD 0.8mm) umhüllt, um Artefakte durch seitlich eingestreutes Licht zu minimieren. Um die Mäuse zur CCA Okklusion in Rückenlage positionieren zu können, wurden die Sonden mit Acrylzement in Messposition auf der Schädelkalotte fixiert. Über einen LDF-Monitor (DRT4, Moor Instruments, Devon, England) erfolgte an einem Desktop Computer die kontinuierliche Aufzeichnung des LDF Signals. Nach Abschluss der Okklusionsversuche wurden die Sonden entfernt und die Kopfhaut mit einer fortlaufenden Naht (Nylon, IE 6/0) verschlossen.

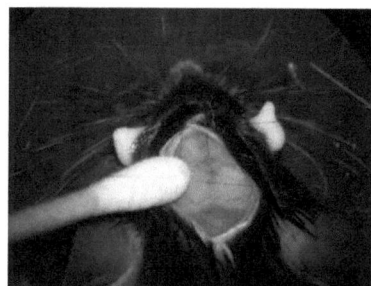 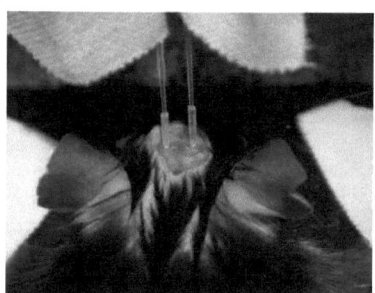

Abbildung 8a und b: Präparation und transkranielle Positionierung der LDF-Sonden. Nach Kalotteninzision und stumpfer Präparation des Periosts mittels Wattetupfern *(8a)* erfolgt mit Hilfe eines Stereotaxierahmens die Positionierung der LDF-Sonden über den zuvor ausgedünnten Knochenlamellen, dorsal der Koronarnaht *(8b)*. (b) zeigt die Ummantelung der distalen Sondenschenkel mit einem Polyethylen Schlauch zur Isolation von Streulichteinflüssen und Verminderung von Artefakten während der Signalaufzeichnung. Die Lichtquelle des Operationsmikroskopes wurde zu Beginn der Aufzeichnung ausgeschaltet.

Gefäßokklusion zur Bestimmung des Einflusses des P1-Segments:
Bei 1- und 2-VO wurden nach Positionierung der LDF-Sonden die Operationen zur kurzzeitigen Gefäßokklusion durchgeführt. Für die 3- und 4-VO erfolgte bei 12 Tieren zuvor eine bilaterale Thermokoagulation der Vertebralarterien, nach der Methode von Pulsinelli et al. [73].

Hierzu wurden die Mäuse entsprechend dem Versuchsprotokoll narkotisiert und über den äußeren Gehörgang in einem Stereotaxierahmen (Kopf Instruments, Tujunga, USA) eingespannt. Das Schädeldach wurde horizontal ausgerichtet und das Versuchstier in Bauchlage auf einer rückkopplungsgesteuerten Heizplatte fixiert. Nach alkoholischer Hautdesinfektion erfolgte die Exposition der Halswirbelsäule und des Ligamentum nuchae über eine lineare, mediane Hautinzision in Höhe des Inion bis HWK2/3. Nach vorsichtiger stumpfer Präparation der Hals- und Nackenmuskulatur wurde bilateral das erste Foramen intervertebrale dargestellt, um die A. vertebralis in dieser Höhe thermisch zu koagulieren. Nach sorgfältiger Blutstillung wurde die Haut mit einer fortlaufenden Naht (Nylon, IE 6/0) verschlossen. Nun erfolgte die zuvor beschriebene Positionierung und Fixierung der LDF Sonden. Für die sequentielle CCA-Okklusion wurde die Maus aus dem Stereotaxierahmen befreit und in Rückenlage positioniert *(Abbildung 9a)*.

Über eine prätracheale 2-3cm lange, lineare Inzision wurde unter einem Operationsmikroskop (Zeiss, Deisenhofen, Deutschland) die para- und prätracheale Glandula submandibularis exponiert. Durch stumpfe Präparation wurde die Bindegewebskapsel der Glandula submandibularis durchtrennt. Zur Exposition der paratrachealen Halsmuskulatur wurde der Drüsenkörper zu gleichen Anteilen nach lateral mobilisiert.

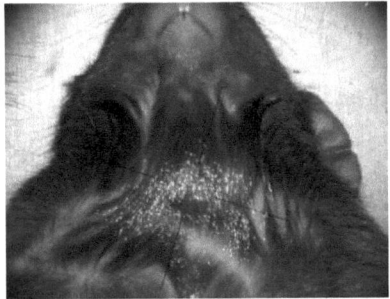 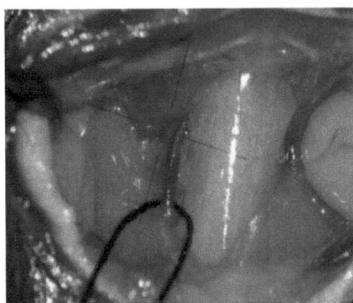

Abbildung 9a und b: Prätrachealer Zugang und intraoperativer Situs nach Exposition der rechten CCA. Nach Rückenlagerung wurde die Inzisionstelle mit Paraffinöl benetzt, um eine fellbedingte Kontamination der Wunde zu vermeiden *(9a)*. Nach Präparation der prä- und paratrachealen Muskelgruppen, wurde die CCA bis in Höhe der ICA/ECA Bifurkation von ihrer Faszie befreit. Zur optimierten Gefäßhandhabung bei der Clip-Okklusion, wurde die CCA möglichst proximal mit einem Seidenfaden umschlungen *(9b)*. Analog zu diesem Schema erfolgte die Darstellung und Freilegung der gegenseitigen CCA.

Nach dorso-lateraler Mobilisation des M. sternocleidomastoideus wurde die A. carotis communis mit mikrochirurgischen Pinzetten unter Schonung der umliegenden Gefäß- und Nervenstränge von ihrer Faszie befreit. Die CCA wurde mit einem Faden (Seide, 6/0) umschlungen, um die Handhabung während der Kurzzeitokklusion zu erleichtern *(Abbildung 9b)*. Unter kontinuierlicher Aufzeichnung des LDF-Signals wurde die CCA mit temporären Gefäßclips (Biemer Clips®, Braun/Aesculap, Melsungen, Deutschland) zunächst wechselnd unilateral in

Intervallen von 90 Sekunden für die Dauer von 10 Sekunden okkludiert. Abschließend erfolgte eine 10 Sekunden dauernde bilaterale CCA-Okklusion.

Latex/Carbon Black Perfusion:

Zur Beurteilung des P1-Segments wurde bei n = 17 Tieren der Gruppe (I) im Anschluss an die LDF-Messung eine intraaortale Latex/Carbon Black Perfusion durchgeführt.

Im Anschluss an die Okklusionsversuche wurde in Rückenlage eine mediale, lineare Laparotomie durchgeführt. Nach stumpfer Mobilisation der Dünndarmschlingen und feuchter Umlegung wurden die Vena cava inferior und Aorta abdominalis dargestellt. Das Retroperitoneum wurde mit mirkochirurgischem Werkzeug präpariert und eröffnet. Die Aorta abdominalis und Vena cava inferior wurden unmittelbar proximal der Iliakalbifurkation umschlungen und ligiert. Proximal der Aa. renales wurde ein zweiter Knoten vorgelegt. Durch proximalen und distalen Fadenzug wurde der Blutfluß in der Aorta kurzzeitig unterbunden. Die Aorta abdominalis wurde mit einem Polyethylen Schlauch (ID 0.76mm, Vasofix Braunüle®, Braun, Melsungen, Deutschland) katheterisiert. Nach Entfernung der Kanüle wurde der PE Schlauch 3cm retrograd in die Aorta vorgeschoben und durch den vorgelegten Knoten fixiert.

Die Latexperfusion wurde nach der von Coyle und Jokelainen beschriebenen Methode durchgeführt [74]. Zur maximalen Vasodilatation wurde über den liegenden Katheter eine subletale Dosis von 50mg/kg Körpergewicht Papaverin injiziert. Eine weiße, flüssige Latex-Suspension (Chicago Latex Product no. 563, Chicago Latex Products, Crystal Lake, USA) wurde mit 20µl/ml Carbon Black (Derussol® N25/L, Degussa, Frankfurt, Deutschland) gemischt und im Verhältnis 10:2 mit Kochsalz (NaCl, 0.9%) verdünnt. Zur Vorbereitung auf die Infusion wurde die Latex Lösung in einem Wasserbad auf 38°C erwärmt. Zur Gewährleistung des gewünschten Perfusionsdrucks von 150mmHg wurde die fertige Perfusionslösung zunächst in eine Standard-Perfusorspritze (50ml) gefüllt; an das Ende der Perfusorspritze wurden drei Infusions-Verlängerungen (Oriplast GmbH, Neunkirchen-Saar, Deutschland) angeschlossen (länge je 75cm, ID 3mm, AD 4.1mm). Das freie Ende der Infusions-Verlängerungen wurde über einen Drei-Wege-Hahn mit einem digitalen Druckaufnehmer (Moor Instruments, Devon, England) verbunden. Die Perfusorspritze mitsamt der vorgewärmten Perfusionslösung wurde erhöht montiert, entsprechend einem hydrostatischen Perfusionsdruck von 150mmHg. Anschließend wurde die distale Verlängerung an den aortalen PE Katheter angeschlossen und die Perfusion über den Drei-Wege-Hahn gestartet. Zur Ermöglichung eines venösen Ausflusses, wurde die Vena cava poximal inzidiert. Über eine Zeitspanne von 5 Minuten wurden bei Raumtemperatur insgesamt 20ml/38°C Perfusionslösung infundiert. Zur Aushärtung des Latex wurden die Mäuse für 20 Minuten in ein Eiswasserbad gelegt. Der aortale Perfusionsdruck von 150mmHg wurde bis zum Zeitpunkt der Gehirnentfernung kontinuierlich aufrechterhalten.

Bestimmung des Durchmessers des P1-Segments:

Die perfundierten Gehirne wurden unmittelbar nach Ihrer Entnahme unter einem Operationsmikroskop mit 20-facher Vergrößerung (Zeiss, Deisenhofen, Deutschland) positioniert, um die Ausprägung der aCOM und der P1-Segmente zu beurteilen. Anschließend wurden die Gehirne bei 20-facher Vergrößerung abfotografiert. Im Falle eines vorhandenen P1-Segments wurde dessen Durchmesser möglichst proximal des Circulus arteriosus dreimal gemessen und anschließend der Mittelwert dieser Messungen bestimmt. Die Ausmessung erfolgte mit einer frei erhältlichen Bildbearbeitungssoftware (ImageJ, http://www.imagej.com).

2.3 Chronische Ischämie

2.3.1 Gruppeneinteilung

Für die Versuche zur chronischen Ischämie wurden 69 Versuchstiere verwendet, die folgenden Versuchsgruppen zugeteilt waren:

Gruppe	Modell	Operation	Anzahl
(I)	Sham	Sham	n = 5
(II)	1-VO	CCA-Okk. rechts	n = 10
(IIIa)	2-VO *OT*	CCA-Okk. rechts/ ICA-Okk. links	n = 20
(IIIb)	2-VO *TT*	CCA-Okk. rechts/ ICA-Okk. links	n = 24
(IV)	3-VO	CCA-Okk. rechts/ VA-Koag. bds.	n = 6
(V)	Stenose / 1-VO	CCA-Stenose rechts/ ICA-Okk. links	n = 4

Tabelle 3: Gruppeneinteilung der Versuche zur Modellentwicklung einer chronisch zerebralen Ischämie. (I) = Sham Operation; (II) = 1-VO mit Okklusion der A. carotis communis (CCA) rechts; (IIIa) = einzeitige Okklusion der CCA rechts und A. carotis interna (ICA) links; (IIIb) = zweizeitige Okklusion der CCA rechts und ICA links; (IV) = Okklusion der CCA rechts und bilaterale Koagulation der Arteria vertebralis (VA-Koag.); (V) = Externe Stenose der CCA rechts mittels Polyethylen (PE) Schlauch und kontralaterale Okklusion der ICA; Die Modelle (II) bis (IV) basieren auf alleiniger Gefäßokklusion, das Modell (V) auf einer Kombination von Gefäßstenose mit kontralateraler Gefäßokklusion. VO = *engl.* Vessel occlusion; OT = *engl.* one-time; TT = *engl.* two-time.

2.3.2 Versuchsanordnung

Zur Schaffung einer chronisch zerebralen Perfusionseinschränkung bei der C57/BL6 Maus wurde im Anschluss an eine einwöchige Eingewöhnungszeit eine permanente Gefäßokklusion *ohne* (Gruppe II-IV) oder *mit* (Gruppe V) kontralateraler Gefäßstenose operiert. Zur primären Selektion eines anwendbaren Modells wurde innerhalb der Gruppen über den Zeitraum von 21 Tagen eine Überlebensrate von >90% vorausgesetzt.

Die quantitative Erfassung der Reservekapazitätseinschränkung erfolgte bei *Sham, 1-VO* und *3-VO* mittels wöchentlicher Messung des prozentualen CBF-Anstiegs nach Diamox®-Stimulation, bezogen auf eine präoperative Baseline Diamox®-Stimulation an Tag 0 *(Abbildung 10)*. Zur Darstellung der zerebralen Gefäßarchitektur wurde an Tag 21 nach Operation bei den Gruppen *Sham, 1-VO* und *3-VO* nach dem zuvor beschriebenen Versuchsprotokoll eine Latex/Carbon Black Perfusion durchgeführt.

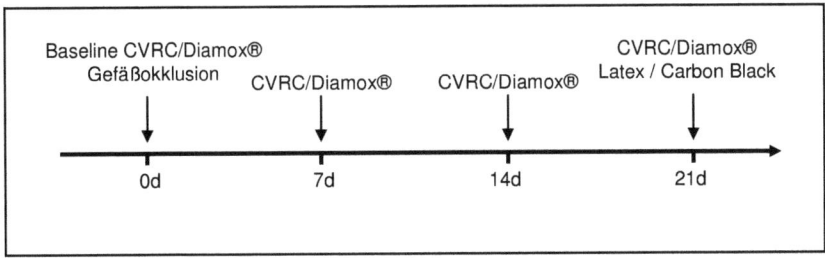

Abbildung 10: Bestimmung der Reservekapazität bei *Sham, 1-VO* und *3-VO*. Am Tag der Gefäßokklusion wird präoperativ eine Bestimmung der Baseline CVRC durchgeführt. Anschließend wird über einen Zeitraum von drei Wochen wöchentlich die CVRC nach Diamox-Stimulation gemessen. Zur Darstellung der zerebralen Gefäßarchitektur erfolgt an Tag 21 die Latex-Perfusion des Versuchstieres. CVRC = *engl.* cerebrovascular reserve capacity.

LDF-Messungen und Bestimmung der zerebrovaskulären Reservekapazität (CVRC):

- **Tag 0:** Nach Sedierung mit 25mg/kg Hypnomitate® (Etomidate 2mg/ml, Janssen-Cilag, Neuss, Deutschland) und LDF-Sonden Positionierung wurde intraperitoneal ein Bolus von 30mg/kg KG Diamox® (Acetazolamid-Natrium 500mg Trockensubstanz, Goldshield Pharmaceuticals Ltd, Surrey, England) verabreicht und eine 15-minütige, bihemisphärische CBF-Messung (Moor Instruments, Devon, England) durchgeführt. Nach Abschluss der Messung erfolgte die Analgosedierung mit Ketamin/Xylazine, um in Abhängigkeit der Versuchsgruppe eine permanente Gefäßokklusion und/oder -stenose durchzuführen *(Abbildung 11)*. Anschließend wurden die Mäuse in Einzelkäfige gesetzt mit freiem Zugang zu Futter und Wasser.

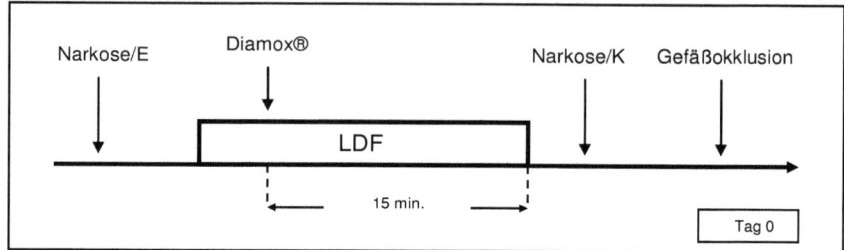

Abbildung 11: Baseline CVRC nach Diamox® Stimulation an **Tag 0.** Narkose/E = Etomidate, Narkose/K = Ketamin/Xylazine. Im Vorfeld der Gefäßoperation erfolgte nach Verabreichung eines intraperitonealen Diamox® Bolus eine kontinuierliche CBF Messung für 15 Minuten.

- **Tag 7 und 14:** Zur Verlaufskontrolle der CVRC wurden analog zu Tag 0 über einen Zeitraum von 15 Minuten Diamox®-Stimulationstests unter Etomidate Sedierung durchgeführt *(Abbildung 12).*

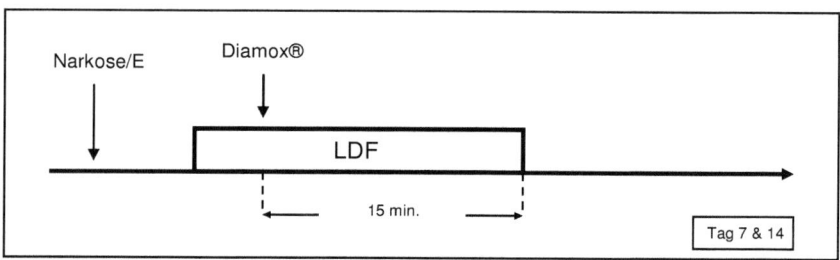

Abbildung 12: CVRC nach Diamox® Stimulation an **Tag 7 und 14.** Narkose/E = Etomidate.

- **Tag 21:** Perfusion mit Latex/Carbon Black nach letztmaligem CVRC Stimulationstest *(Abbildung 13).*

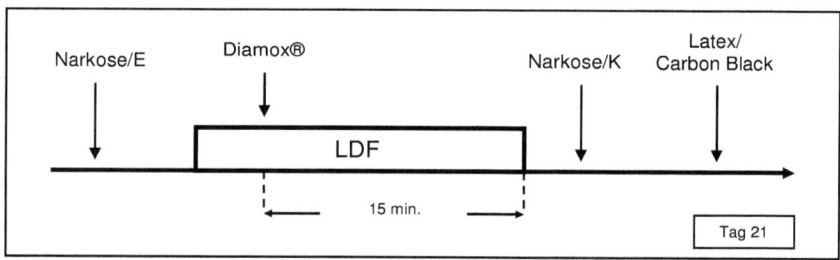

Abbildung 13: CVRC nach Diamox® Stimulation und abschließender Latex/Carbon Black Perfusion an **Tag 21.** Narkose/E = Etomidate; Narkose/K = Ketamin/Xylazine.

2.3.3 Versuchsablauf

2.3.3.1 Narkose

Um den Effekt der Ketamin/Xylazine Narkose auf den CBF zu minimieren [75, 76], wurden die Mäuse für die Bestimmung der zerebralen Reservekapazität mittels intraperitonealer Bolus Injektion von 25mg/kg KG Hypnomitate® (Etomidat, Janssen-Cilag, Neuss, Germany) sediert, unter Verabreichung einer Erhaltungsdosis von 5mg/kg KG Hypnomidate® in Abständen von 15 Minuten. Die Applikation erfolgte über eine intraperitoneal platzierte Kanüle mit angeschlossenem Polyethylen Schlauch (ID 0.40mm, AD 0.80mm). Die Gefäßoperation und Latexperfusion erfolgte in tiefer Narkose mit Ketanest® und Rompun® entsprechend dem vorbeschriebenen Versuchsprotokoll. Über eine rückkopplungsgesteuerte Heizplatte und rektale Temperaturmesssonde wurde die Körpertemperatur auf 36.7°C reguliert. Zum Augenschutz während der Sedierung wurde Bepanthen® Augensalbe (Roche, Grenzach-Wyhlen, Deutschland) verwendet.

2.3.3.2 Operationen

Überlebenszeit:
Die Tiere wurden postoperativ engmaschig überwacht und bezüglich ihres neurologischen Status kontrolliert. Hierzu dienten Beurteilung des postoperativen Verhaltens (Aktivität, Nahrungsaufnahme), Eruierung klinisch manifester Paresen (Gangbeurteilung und Überprüfung des Bewusstseinsgrades mittels Schmerzreflexprüfung der Hinterläufe) und Kontrolle von Vitalparametern (Atemfrequenz und postoperative Körpertemperatur).
Die Mortalität wurde unmittelbar nach Gefäßoperation erfasst, sowie nach 24 und 72 Stunden und an den Tagen 7, 14 und 21 nach Operation. Zur Übersicht sind die Überlebenszeiten im Abschnitt Ergebnisse, *Tabelle 4*, aufgeführt.
Zur Verifizierung der Todesursache *(ischämischer Insult vs. unklare Todesursache)* wurde bei betroffenen Tieren eine Silbernitratfärbung der schockgefrorenen Gehirne durchgeführt, um neuronalen Zellschaden festzustellen. Grundvoraussetzung für eine Modellakzeptanz war eine Überlebensquote von > 90% nach 21 Tagen.

Reservekapazitätsmessung nach Diamox®-Stimulation:

Die Positionierung der LDF-Sonden *(Abbildung 14a)* erfolgte entsprechend der Ausführung in *2.2.3.2*; auf die Acrylzement-Fixierung konnte verzichtet werden. Zur intraperitonealen Verabreichung von Etomidate und Diamox® wurde in Bauchlage ein intraperitonealer Katheter *(Abbildung 14b)* positioniert. Hierzu wurde eine Stahlkanüle (Durchmesser 0.4mm, Länge 20mm; Sterican®, Braun, Melsungen, Deutschland) zunächst im proximalen Drittel durchtrennt und anschließend über einen 5cm langen PE Schlauch (ID 0.40mm, AD 0.80mm) miteinander verbunden.

Unmittelbar vor dem Stimulationstest wurde eine Erhaltungsdosis Etomidate verabreicht und die Lichtquelle des Operationsmikroskopes ausgeschaltet. Nach einer Messsignal-Ausgleichszeit von 120 Sekunden wurde über den intraperitonealen Katheter ein Bolus von 30mg/kg KG Diamox® verabreicht. Nun erfolgte für 15 Minuten die bihemisphärische Aufzeichnung des LDF-Signals. Anschließend wurden die LDF-Sonden und der intraperitoneale Katheter entfernt und die Kopfhaut mit einer fortlaufenden Naht (Nylon 6/0) verschlossen. An Tag 21 erfolgte nach LDF-Stimulation die aortale Latexperfusion.

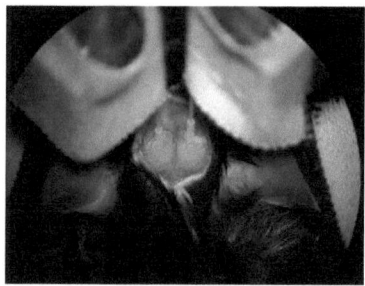 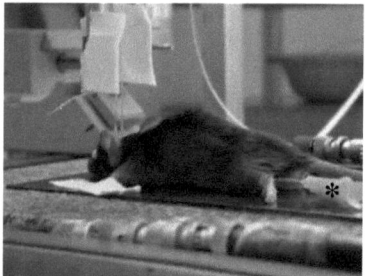

Abbildung 14a und b: LDF-Sonden Montage und Versuchstierpositionierung zur Bestimmung der CVRC. Die bihemisphärische Positionierung der LDF-Sonden erfolgte entprechend den Ausführungen zur Bestimmung des Einflusses des P1-Segments *(14a)*. Die rechte Abbildung *(14b)* zeigt die Position des Versuchstieres während der LDF-Messung und CVRC Bestimmung. * markiert die Kanüle des intraperitonealen Katheters und den Ansatz eines aufgesetzten 1ml Spritzensystems zur Applikation von Diamox® und Etomidate.

Gefäßoperationen zur chronisch zerebralen Ischämie:
Für die paratrachealen Operationen am Hals erfolgte die Gefäßexposition und -präparation entsprechend dem Protokoll zur Bestimmung des Einflusses des P1-Segments *(2.2.3.2)*.

- **Gruppe (I)**
  Für die Sham Operationen wurde bei n = 5 Tieren die CCA beidseits mit einem Seidenfaden (8/0) umschlungen. Ein loser Knoten wurde vorgelegt und dieser nach fünf Minuten wieder entfernt. Anschließend wurde die Haut mit einer fortlaufenden Naht (Nylon 6/0) verschlossen und das Versuchstier in einen Einzelkäfig gesetzt.

- **Gruppe (II)**
  Für die Operationen zur 1-VO wurde bei n = 10 Tieren die rechte CCA mit einem Seidenfaden (8/0) umschlungen und distal der thyroidalen Äste ligiert. Anschließend wurde die Haut mit einer fortlaufenden Naht (Nylon 6/0) verschlossen und das Versuchstier in einen Einzelkäfig gesetzt.

- **Gruppe (IIIa) und (IIIb)**
  Für die Operationen zur 2-VO wurde bei n = 44 Tieren eine ein- (n = 20) und zweizeitige (n = 24) Okklusion der rechten CCA und kontralateralen ICA durchgeführt. Bei der zweizeitigen Operation wurde die ICA nach einwöchiger Adaptationszeit and die CCA-Okklusion ligiert, um eine graduelle Exposition an die veränderten Perfusionsverhältnisse zu ermöglichen. Aufgrund der hohen Mortalität nach definitiver 2-VO wurden Diamox® Stimulation und Latex Perfusion nicht durchgeführt.

  (IIIa) Für die einzeitige 2-VO wurde bei n = 20 Tieren zuerst eine rechtsseitige Okklusion der CCA durchgeführt. Anschließend wurde die Bifurkation der linken CCA dargestellt und die proximale CCA mit einem Seidenfaden umschlungen. Durch leichten Fadenzug wurde die Carotisbifurkation nach kaudal mobilisiert. Die ICA wurde mit einem Seidenfaden (8/0) umschlungen und ligiert. Anschließend wurde die Haut mit einer fortlaufenden Naht (Nylon 6/0) verschlossen und das Tier in einen Einzelkäfig gesetzt.

  (IIIb) Für die zweizeitige 2-VO wurde bei n = 24 Tieren die linksseitige ICA-Okklusion in einer separaten Sitzung nach einwöchiger Adaptationszeit an die zuvor erfolgte rechtsseitige CCA-Okklusion durchgeführt.

- **Gruppe (IV)**

  Für die Operationen zur 3-VO wurde bei n = 6 Tieren in gemeinsamer Sitzung eine bilaterale Thermokoagulation der Vertebralarterien und rechtsseitige Okklusion der CCA durchgeführt. Die bilaterale Thermokoagulation der Vertebralarterien erfolgte entsprechend der Ausführung in 2.2.3.2.

- **Gruppe (V)**

  Für die Operationen zur rechtsseitigen CCA Stenose und kontralateraler ICA-Okklusion wurden n = 4 Tiere verwendet. Die CCA Stenose wurde mit einem standardisierten Polyethylen Schlauch (ID = 0,28mm, AD = 0,61mm, Länge = 2mm) erzeugt: Nach Exposition der Halsgefäße wurde der PE Schlauch mit einer mikrochirurgischen Schere gespalten, um eine elastische Manschette zu schaffen. Die Manschette wurde proximal der CCA Bifurkation zirkulär um die CCA gestreift und anschließend mit drei 8/0 Nylon Fäden End-zu-End adaptiert und fixiert. Die kontralaterale ICA wurde mit einem Seidenfaden (8/0) ligiert.

Latexperfusion zur Beurteilung der zerebralen Angioarchitektur:

An Tag 21 nach Gefäßoperation wurde bei den Gruppen *Sham, 1-VO und 3-VO* im Anschluss an die Reservekapazitätsmessung eine Latex/Carbon Black Perfusion durchgeführt, entsprechend dem Versuchsprotokoll *2.2.3.2*.

Bestimmung der Gefäßdurchmesser des Circulus arteriosus willisii:

Um den Einfluss des chronischen Perfusionsdefizits auf den Durchmesser der basalen Hirngefäßabschnitte zu bestimmen, wurden die Gehirne unmittelbar nach der Perfusion unter einem Operationsmikroskop (Zeiss, Germany) positioniert und der proximale Circulus arteriosus willisii mit 20-facher Vergrößerung abfotografiert. Die Ausmessung der Gefäße erfolgte nach dem Versuchsprotokoll zur Auswertung des Durchmessers des P1-Segments *(2.2.3.2)*. Als repräsentative Abschnitte des vorderen und hinteren Kreislaufs wählten wir folgende Gefäße:

Vorderer Kreislauf:
- A2- Segment der A. cerebri anterior (A2)
- A. cerebri media (MCA = *engl.* Middle cerebral artery)
- A. carotis interna (ICA = *engl.* Internal carotid artery)
- A. communicans posterior (pCOM = *engl.* Posterior communicating artery)

Die A. communicans posterior (pCOM) wurde nach der Klassifikation von *Bouthillier et al.* [27] als Ast des C6 Segments der A. carotis interna dem vorderen Kreislauf zugeordnet.

Hinterer Kreislauf:
- P1-Segment der A. cerebri posterior (P1)
- A. cerebelli superior (SCA = *engl.* Superior cerebellar artery)
- A. basilaris (BA = *engl.* Basilar artery)

Die mittleren Durchmesser sind in µm ± Standardabweichung angegeben.

Blutgasanalyse:
Die Konzentration der arteriellen Blutgase und Elektrolyte unter Etomidate Sedierung wurde bei n = 6 Tieren der Sham Gruppe an Tag 21 nach Reservekapazitätsmessung bestimmt. Nach Katheterisierung der Aorta abdominalis wurden 20µl arterielles Blut in einer heparinisierten Glaskapillare abgenommen. Die Proben wurden mit einem standardisierten Blutgasanalysegerät (OMNI, Roche Diagnostics, Mannheim, Deutschland) ausgewertet. Die Auswertung erfolgte unter standardisierten Bedingungen bei einem Luftdruck von 756,1mmHg und einer Temperatur von 37,0°C.

2.4 Statistik

Alle Daten sind als Mittelwerte ± Standardabweichung angegeben. Zur statistischen Korrelation des P1-Segments und des LDF-Abfalls wurde die *Spearman Rangsummenkorrelation* verwendet. Für den Vergleich des LDF-Abfalls bei unterschiedlichen Schweregraden der Gefäßokklusion und dem Vergleich der CVRC an Tag 7 nach Gefäßokklusion wurde eine Varianzanalyse (ANOVA) mit anschließendem *Fischer's projected least significant difference Test* verwendet. Für den Vergleich der unterschiedlichen Gefäßdurchmesser der verschiedenen Gruppen nach 21-tägiger Gefäßokklusion wurde eine 2-fache Varianzanalyse (2-WAY-ANOVA) verwendet. $P<0.05$ wurde als statistisch signifikant angesehen.

3. ERGEBNISSE

3.1 Die zerebrale Kollateralgefäßversorgung bei der C57/BL6 Maus

3.1.1 Katheterposition

Zur Verifizierung der linksventrikulären Katheterposition wurde bei den Gruppen (I) und (II) zunächst eine Angiographie des Arcus aortae unmittelbar nach KM Applikation durchgeführt. Bei Gruppe (II) stellt sich die zuvor linksseitig okkludierte CCA in Höhe von HWK 7 *(CCA*)* durch einen Kontrastmittelabbruch in der arteriellen Anflutungsphase dar *(Abbildung 15)*.

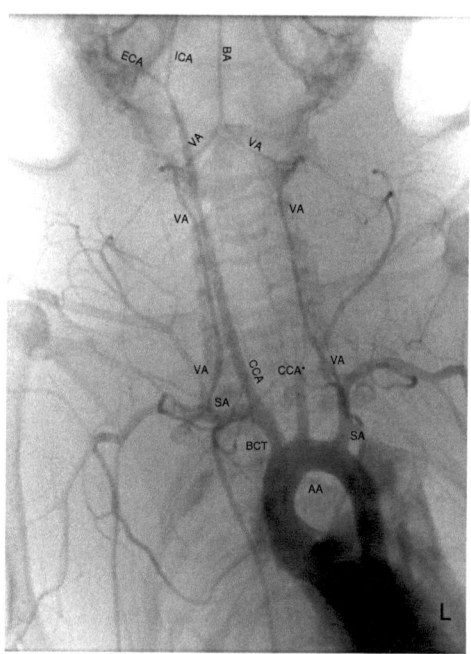

Abbildung 15: Aortenbogendarstellung nach linksvertrikulärer Kontrastmittelinjektion. AA = Arcus aortae, BCT = *engl.* Brachio-cervical trunk, SA = *engl.* Subclavian artery, CCA = *engl.* Common carotid artery, CCA* = linksseitig okkludierte CCA, VA = *engl.* Vertebral artery, BA = *engl.* Basilar artery, ICA = *engl.* Internal Carotid artery, ECA = *engl.* External carotid artery.

3.1.2   Zerebrale Gefäßarchitektur und interhemisphärischer Cross-flow

Die Darstellung der nativen zerebralen Gefäßarchitektur erfolgte durch eine intrakardiale KM-Applikation ohne und mit linksseitiger CCA-Okklusion (jeweils n = 3, Gruppen (I) und (II)). Dabei zeigte sich eine homogene Kontrastmittelverteilung im Circulus arteriosus und seiner Hauptäste, unabhängig einer unilateral okkludierten CCA. Dies wird durch die homogene KM Verteilung in der früharteriellen Anflutungsphase bei unilateraler CCA-Okklusion veranschaulicht *(Abbildung 16)*.

3.1.3   Anastomosierung des Externa- und Interna-Stromgebietes

Bei n = 3 Tieren (Gruppe (III)) erfolgte die Darstellung des Externa- und Interna-Stromgebietes durch eine kathetergestützte KM Applikation in die rechte ECA. Eine Kontrastmittelaufnahme der Gefäße des ipsilateralen ICA Stromgebietes und der kontralateralen Hemisphäre konnte dabei nicht dargestellt werden und ist Ausdruck einer mikroangiographisch insuffizienten Anastomosierung von Externa- und Interna-Stromgebiet *(Abbildung 17)*. Präformierte Kollateralkreisläufe über die A. ophthalmica und proximale Äste der ECA scheinen daher bei der C57/BL6 Maus nur von geringer funktioneller Bedeutung zu seien.

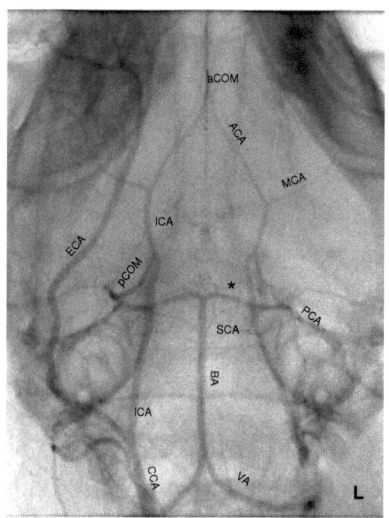 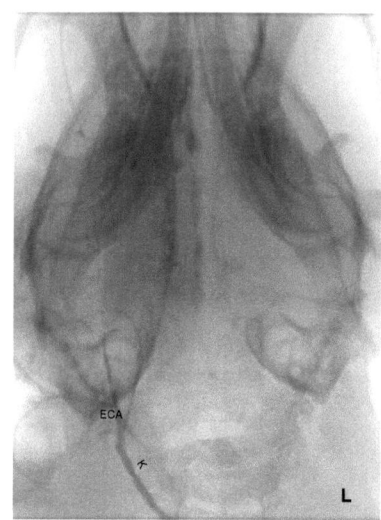

Abbildung 16 und 17: Zerebrale Mikroangiographien der C57/BL6 Maus. Abbildung 16 (links) zeigt beispielhaft die Architektur der basalen Hirngefäßabschnitte nach intrakardialer Kontrastmittelapplikation und unilateral okkludierter CCA: CCA = *engl.* Common carotid artery, ECA = *engl.* External carotid artery, ICA = *engl.* Internal carotid artery, pCOM = *engl.* Posterior communicating artery, MCA = *engl.* Middle cerebral artery, ACA = *engl.* Anterior cerebral artery, aCOM = *engl.* Anterior communicating artery, VA = *engl.* Vertebral artery, BA = *engl.* Basilar artery, SCA = *engl.* Superior cerebellar artery, PCA = *engl.* Posterior cerebral artery, * = P1 Segment der PCA.

Abbildung 17 (rechts) demonstriert die Kontrastmittelverteilung nach selektiver Darstellung des Externa-Stromgebietes: ECA = *engl.* External carotid artery, K = Katheter zur Kontrastmittelapplikation.

3.2 Einfluss des P1-Segments – akute Ischämie

3.2.1 Einfluss der P1-Segment Ausprägung auf den CBF bei uni- oder bilateraler CCA-Okklusion

Von den 17 untersuchten Tieren der Gruppe (I) hatten 5 *(29%; Abbildung 18 links)* bilaterale P1-Segmente, 8 *(47%; Abbildung 18 mitte)* ein unilaterales P1-Segmant (5 rechtsseitig, 3 linksseitig) und 4 Tiere *(24%; Abbildung 18 rechts)* kein nachweisbares P1- Segment.
Bei sämtlichen Versuchstieren *(17/17, 100%)* konnte fotomikroskopisch eine interhemisphärische Verbindung der ACA über eine prominent ausgebildete aCOM nachgewiesen werden *(nicht gezeigt)*.

bilaterales P1-Segment (29%)   unilaterales P1-Segment (47%)   fehlendes P1-Segment (24%)

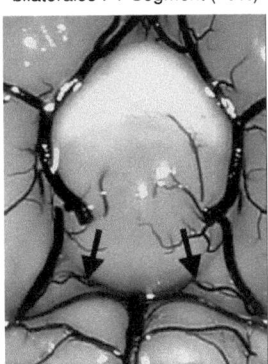 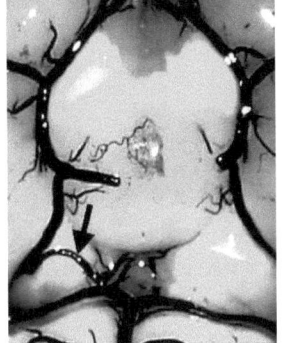 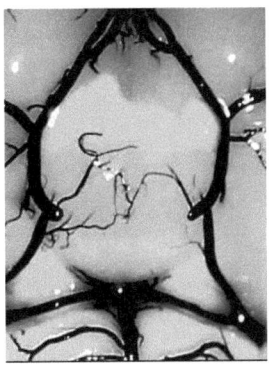

Abbildung 18: Darstellung der basalen Hirngefäße des CAW nach Latex/Carbon Black Perfusion. Der Perfusion vorangehend wurde zur maximalen Vasodilatation eine sub-letale Dosis Papaverin intraaortal injiziert. Die Pfeile in den Abbildungen deuten auf ein vorhandenes P1-Segment, welches den vorderen und hinteren Kreislauf des CAW verbindet. Insgesamt hatten 76% *(13/17)* der Tiere mindestens *ein* durchgängiges P1-Segment und 100% *(17/17)* eine Verbindung des vorderen Kreislaufs über eine prominent ausgebildete aCOM. Die gezeigten Abbildungen entsprechen einer 20-fachen Vergrößerung unter dem Operationsmikroskop.

Zwischen Tieren mit unilateralem, bilateralem oder fehlendem P1-Segment gab es während der uni- oder bilateralen CCA-Okklusion keinen signifikanten Unterschied im LDF-Abfall. Durch eine individuelle LDF-Messung wurde der CBF-Abfall während kurzzeitiger Okklusion der CCA im Verhältnis zu einer LDF-Flux Baseline von 100% ermittelt. Eine unilaterale CCA-Okklusion führte dabei erwartungsgemäß zu einem geringeren LDF-Abfall als eine bilaterale CCA-Okklusion *(Abbildung 19)*.

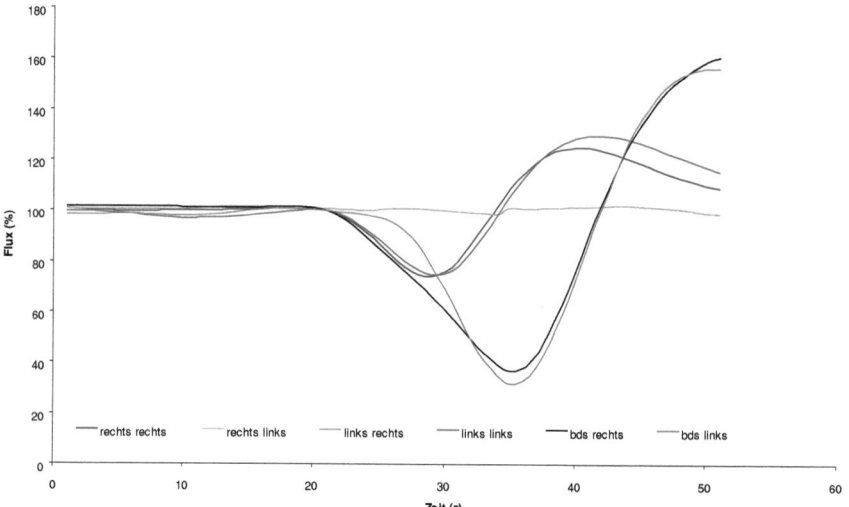

Abbildung 19: Registrierung des LDF-Flux bei einem Versuchstier der Gruppe (I) während sequentieller Kurzzeitokklusion der CCA. In der Legende bezeichnet die erste Richtungsangabe die Seite der Gefäßokklusion, die zweite, die Hemisphäre der LDF-Ableitung. In beiden Fällen wurde während der Reperfusion ein überschießender LDF-Anstieg registriert, welcher sich nach einer Ausgleichszeit von höchstens 60 Sekunden normalisierte.

Eine unilaterale CCA-Okklusion führte über der ipsi- und kontralateralen Hemisphäre zu einem LDF-Abfall auf *82±7%* bzw. *93±7%* bezogen zur Baseline. Die bilaterale CCA-Okklusion führte zu einem LDF Abfall auf *36±11%* zu Baseline. Sowohl bei uni- als auch bilateraler CCA-Okklusion wurde in Abhängigkeit des P1-Segments kein statistisch signifikanter Unterschied im CBF-Abfall registriert *(Abbildung 20)*.

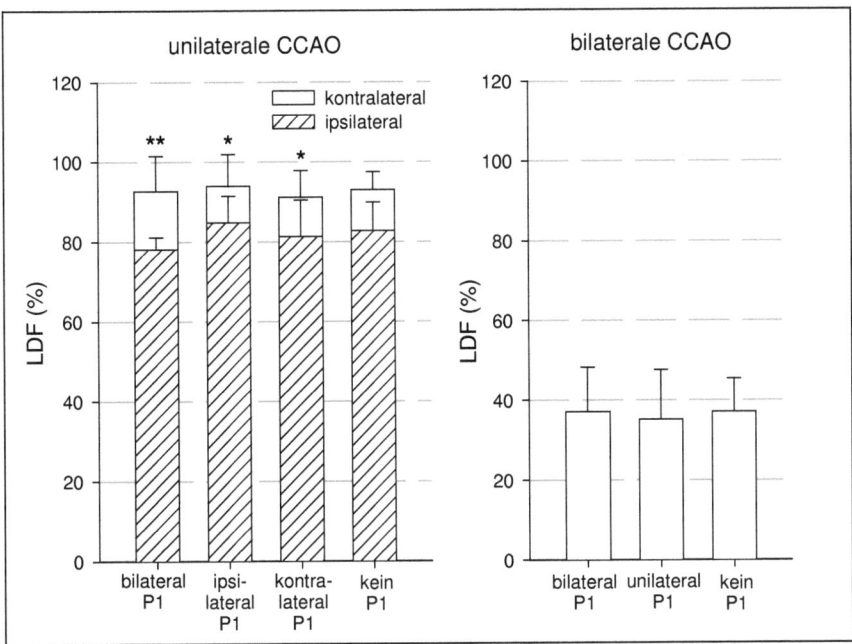

Abbildung 20: Messung des zerebralen Perfusionsabfalls nach kurzzeitiger CCA-Okklusion mittels Laser Doppler Flowmetry (LDF). Die CBF-Messung erfolgte transkortikal und bihemisphärisch nach sequentieller uni- oder bilateraler CCA-Okklusion *(Abbildung 20, links bzw. rechts)*. Die Balkendiagramme repräsentieren die Messdaten in Abhängigkeit der Ausprägung des P1-Segments. Bei unilateraler CCA-Okklusion war der CBF-Abfall ipsilateral ausgeprägter als kontralateral (**$p<0.001$; *$p<0.01$). Ansonsten wurde in Abhängigkeit der Ausprägung des P1-Segments kein statistisch signifikanter Unterschied im CBF-Abfall registriert.

3.2.2 Einfluss des P1-Segment Durchmessers auf die ipsilaterale Perfusion nach CCA-Okklusion

Zwischen dem Durchmesser des P1-Segments und dem ipsilateralen LDF-Abfall nach unilateraler CCA-Okklusion konnte keine positive Korrelation erfasst werden.
Nach Latex/Carbon Black Perfusion wurde unter 20-facher fotomikroskopischer Vergrößerung die Durchgängigkeit des P1-Segments beurteilt. Die minimalen und maximalen Durchmesser betrugen *35µm* beziehungsweise *105µm*, bei einem Mittelwert von *59µm* sämtlicher verifizierter P1-Segmente. Eine tendenzielle Korrelation des CBF-Abfalls bei bilateraler CCA-Okklusion und dem Durchmesser des P1-Segments *(R^2 = 0.51, p<0.05)* sahen wir in zwei Tieren mit einem P1-Durchmesser von >100µm begründet. Unter Ausschluss dieser Tiere blieb eine signifikante Korrelation aus.

3.2.3 Einfluss der Anzahl okkludierter Gefäße auf das Perfusionsdefizit

Bei 12 Tieren der Gruppe (II) wurde durch Thermokoagulation der Vertebralarterien eine 3- und 4-VO durchgeführt. In vorausgehenden Experimenten konnten wir zeigen, dass eine Thermokoagulation der Vertebralarterien bei der C57/BL6 Maus die zerebrale Ruheperfusion im Versorgungsgebiet des vorderen Kreislaufs nicht beeinflusst *(Daten nicht gezeigt)*. Die Perfusion des vorderen Kreislaufs wird demnach hauptsächlich über die Carotiden gewährleistet: In unseren Experimenten führte eine uni- und bilaterale CCA-Okklusion *(1-VO und 2-VO)* zu einem bihemisphärischen LDF-Abfall auf *87±5%*, beziehungsweise *37±11%*. Eine zusätzliche 3-VO und *4-VO* führte zu einem LDF-Abfall auf *81±10%*, beziehungsweise *16±8%*. Bei CBF-Messung ipsilateral zur Okklusion war der LDF-Abfall zwischen *1-* und *3-VO* nicht signifikant, im Gegensatz zu dem LDF-Abfall zwischen den restlichen Gruppen *(Abbildung 21 links und rechts)*.

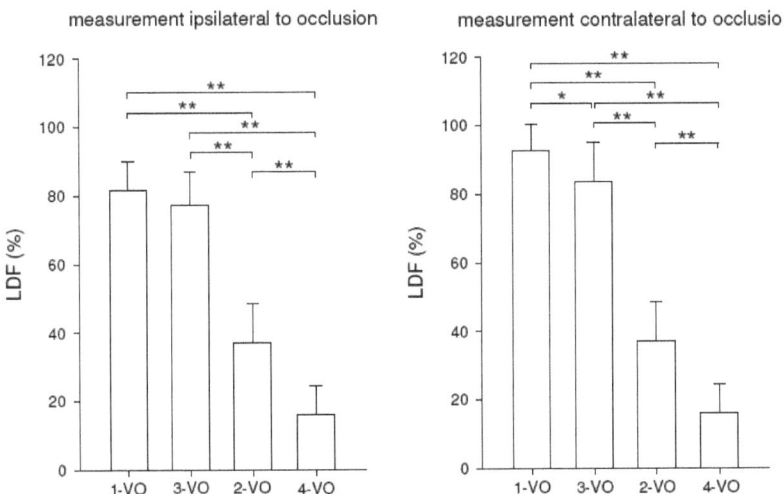

Abbildung 21: Zerebraler Blutfluss nach verschiedenen Gefäßokklusionsmodellen. CBF-Messung durch Laser Doppler Flowmetry (LDF), angegeben in %Flux zur Baseline von 100% nach verschiedenen Gefäßokklusionsmodellen: unilaterale CCA-Okklusion *(1-VO)*, unilaterale CCA-Okklusion mit bilateraler VA Koagulation *(3-VO)*, bilaterale CCA-Okklusion *(2-VO)*, bilaterale CCA-Okklusion mit bilateraler VA Koagulation *(4-VO)*. Bei 1- und 3-VO wurde über der zur Okklusion kontralateralen Hemisphäre ein höherer LDF-Flux registriert. Mit Ausnahme von 1-VO und 3-VO bei ipsilateraler CBF-Messung war der Unterschied des CBF-Abfalls bei den verschiedenen Gefäßokklusionsmodellen statistisch signifikant (* $p<0.05$, ** $p<0.001$).

3.3 Chronische Ischämie

3.3.1 Mortalität

Mit einer Überlebensquote von insgesamt 95.65% *(22/23)* nach 21 Tagen wurden die Modelle Sham *(5/5; 100%)*, 1-VO *(9/10; 90%)* und 3-VO *(6/6; 100%)* nach 2.3.2 protokollentsprechend untersucht. Der Todesfall bei *1-VO* erfolgte aufgrund unkontrollierbarer Blutung nach iatrogener CCA Dissektion während der Gefäßoperation. Bei 2-VO wurde wegen der hohen Mortalität von 79.55% *(35/44)* innerhalb der ersten 24h nach Okklusion auf eine Reservekapazitätsmessung und Latex-Perfusion verzichtet. An Tag 7 betrug die Gesamtmortalität nach ein- und zweizeitiger CCA-Okklusion *(OT und TT)* 93.18% *(41/44)*. An Tag 14 waren sämtliche Versuchstiere verstorben. Zur Verifizierung der Todesursache *(ischämischer Insult vs. unklare Todesursache)*, wurde bei betroffenen Tieren eine Silbernitratfärbung der zuvor schockgefrorenen Gehirne durchgeführt. Dabei konnte eine bihemisphärische ödematöse Schwellung und Destruktion der Nerven- und Gliazellen nachgewiesen werden, vereinbar mit einem ischämischen Infarkt bei globalem Perfusionsdefizit *(Daten nicht gezeigt)*. Aufgrund der hohen Mortalität wurde die 2-VO Gruppe von der Modellentwicklung ausgeschlossen.

	Modell	*Anz.*	*rechts*	*links*	*0h*	*24h*	*72h*	*7d*	*14d*	*21d*
(I)	**Sham**	5	sham	sham	5	5	5	5	5	5
(II)	**1-VO**	10	CCA-Okklusion	-	10	10	10	9	9	9
(IIIa)	**2-VO *OT***	20	CCA-Okklusion	ICA-Okklusion	20	3	3	3	0	0
(IIIb)	**2-VO *TT***	24	CCA-Okklusion	ICA-Okklusion	24	6	6	0	0	0
(IV)	**3-VO**	6	CCA-Okklusion, VA-Koag.	VA-Koag.	6	6	6	6	6	6
(V)	**CCA-Stenose / 1-VO**	4	CCA-Stenose	ICA-Okklusion	4	4	4	4	4	4

Tabelle 4: Mortalität der Gefäßokklusionsmodelle zur chronisch zerebralen Ischämie. Zur Übersicht sind die Überlebenszeiten der Versuchstiere nach 24 und 72 Stunden postoperativ bis zu Tag 21 nach Gefäßokklusion aufgeführt. Die Todesfälle ereigneten sich bis Tag 14, mit höchster Letalität innerhalb der ersten 72 Stunden postoperativ. Das operative Vorgehen bei den Gruppen (IIIa) und (IIIb) ist zeitlich wie folgt definiert: OT = *engl.* one-time = einzeitig, TT = *engl.* two-time = zweizeitig.

3.3.2 Reservekapazität nach Diamox® Stimulation

Da es in der Fachliteratur zu Modellen einer chronischen, zerebralen Perfusionseinschränkung bei der C57/BL6 Maus derzeit keine Vergleichsdaten gibt, legten wir als Richtwert für eine wünschenswerte Unterdrückung der Diamoxantwort die Aufhebung der zerebrovaskulären Reservekapazität fest. Die Werte verstehen sich als prozentuale Mittelwerte des Diamox®-Anstiegs ± Standardabweichung.

Gefäßokklusion:
Bei keinem der Gefäßokklusionsmodelle konnte eine statistisch signifikante und ausreichende CVRC Einschränkung erzielt werden, ohne morphologisch und klinisch manifeste ischämische Insulte zu provozieren. Tendentiell wurde dabei linksseitig ein im Vergleich zur rechten Seite geringerer poststimulatorischer CBF-Anstieg registriert.
Die *Abbildungen 22 bis 24* zeigen die Ergebnisse der Reservekapazitätsmessungen nach Diamox®-Stimulation bei den Gruppen Sham (I), 1-VO (II) und 3-VO (IV). Bei den 2-VO Gruppen (IIIa) und (IIIb) wurde aufgrund der hohen Mortalität weder eine Diamox®-Stimulation noch eine Latex/Carbon Black Perfusion durchgeführt. *Abbildung 26* zeigt den gemittelten Diamox®-Anstieg beider Hemisphären in den verschiedenen Gruppen.

Die Baseline Bestimmung vor Operation zeigte bei Sham, 1-VO und 3-VO einen prozentualen CBF-Anstieg von *47,17±16,95%*, *53,41±37,55%* und *64,01±23,96% (Abbildung 25)* nach Diamox®-Stimulation. Die höchste Baseline Reservekapazität wurde bei den Mäusen der Gruppe (IV), 3-VO, registriert.
Sieben Tage nach Baseline und Operation registrierten wir bei Sham und 1-VO eine Reservekapazität von *45,83±31,81%*, beziehungsweise *60,00±33,13%*. Unter 3-VO fiel der CBF nach Diamox®-Stimulation auf *46,86±31,54%*.
Die Messung an Tag 14 ergab bei 3-VO einen zusätzlichen Abfall der Reservekapazität auf *30,09±29,22%*. An Tag 21 betrug die Reservekapazität bei 3-VO *48,43±36,14%*. Sham und 1-VO verzeichneten an Tag 21 ihre jeweils niedrigsten Messwerte mit *32,21±15,72%* bzw. *41,50±24,36%*.
Trotz dieses teilweise verminderten poststimulatorischen CBF-Anstieges gelang es durch alleinige Gefäßokklusion bei keinem der Modelle innerhalb von 21 Tagen eine gegenüber Sham und Baseline signifikante Einschränkung der CVRC zu erwirken.

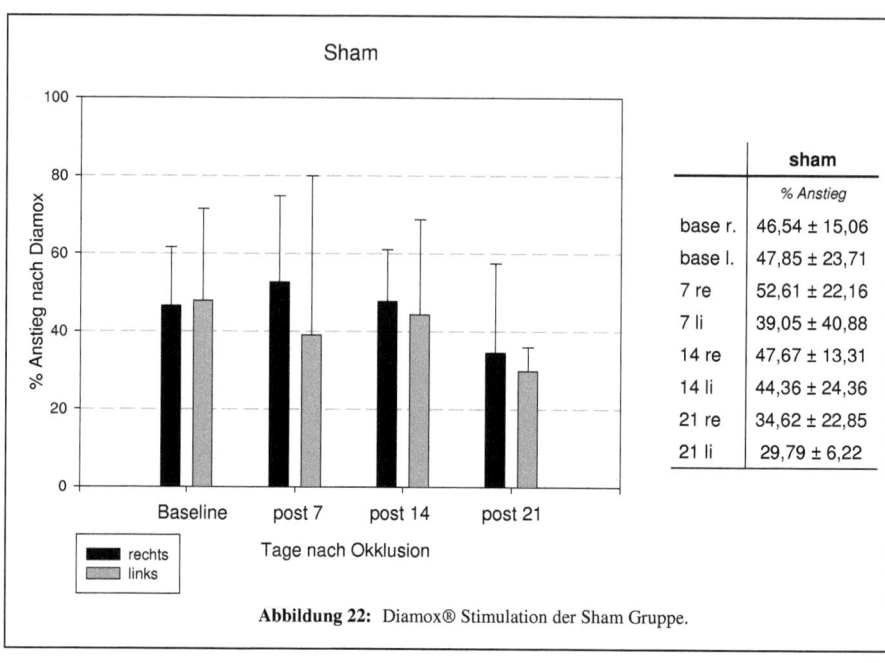

Abbildung 22: Diamox® Stimulation der Sham Gruppe.

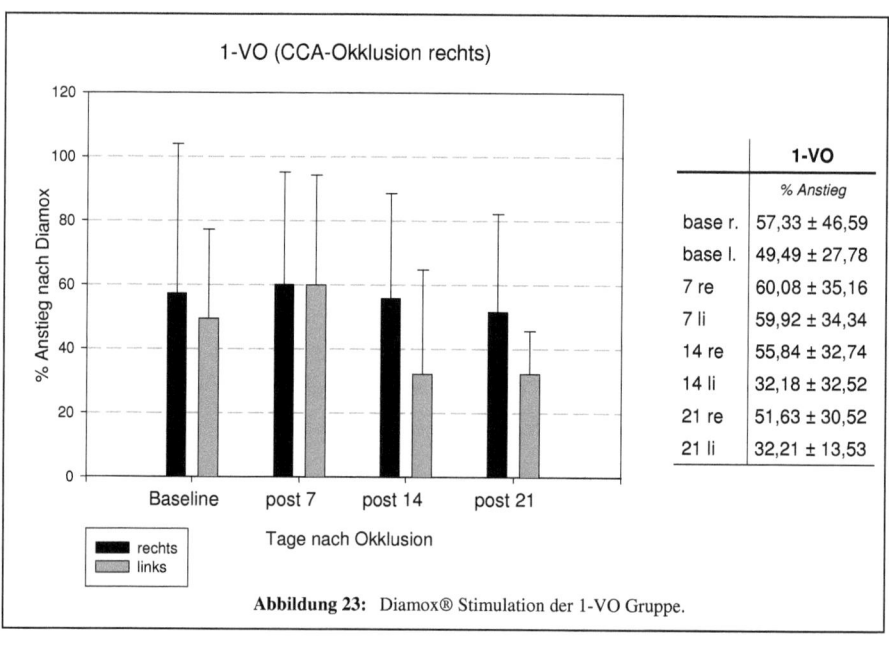

Abbildung 23: Diamox® Stimulation der 1-VO Gruppe.

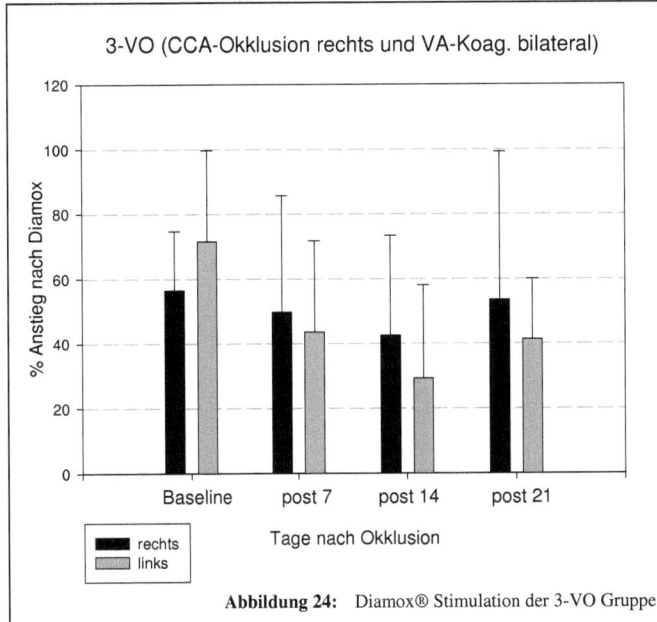

Abbildung 24: Diamox® Stimulation der 3-VO Gruppe.

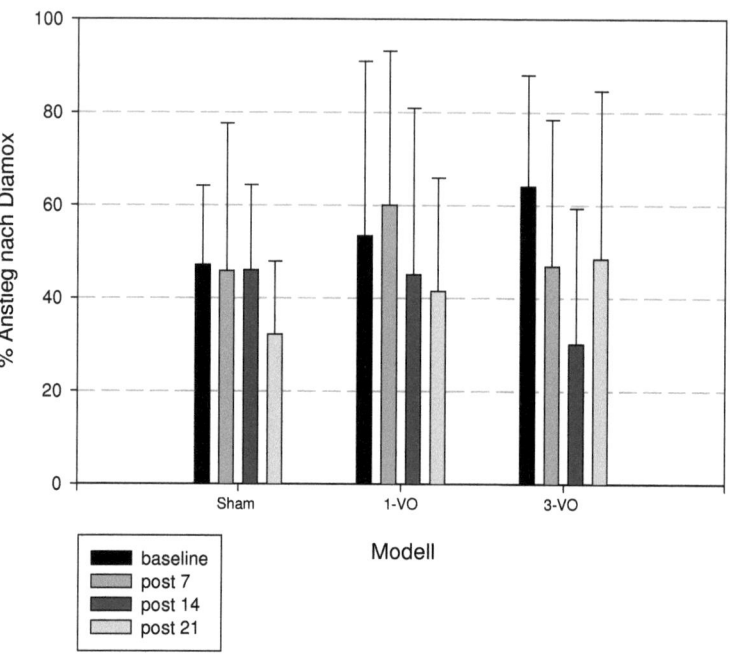

	sham	1-VO	3-VO
	% Anstieg	% Anstieg	% Anstieg
baseline	47,17 ± 16,95	53,41 ± 37,55	64,01 ± 23,96
post 7d	45,83 ± 31,81	60,00 ± 33,13	46,86 ± 31,54
post 14 d	46,02 ± 18,37	45,04 ± 35,87	30,09 ± 29,22
post 21 d	32,21 ± 15,72	41,50 ± 24,36	48,43 ± 36,14

Abbildung 25: Gemittelter CBF-Anstieg nach Diamox® Stimulation bei Sham, 1-, 2- und 3-VO.

CCA-Stenose mit kontralateraler Stenose der ICA:
Aufgrund einer fehlenden Reservekapazitätseinschränkung bei alleiniger Gefäßokklusion wurde entsprechend dem in 2.3.2 beschriebenen Versuchsprotokoll ein kombiniertes Gefäßstenose- und -okklusionsmodell angewendet, in Form einer einzeitig durchgeführten externen Polyethylen-Schlauch Stenose der rechtsseitigen CCA mit kontralateraler ICA-Okklusion. Am siebten postoperativen Tag wurde eine Diamox®-Stimulation durchgeführt ohne vorherige Baseline CVRC Bestimmung.
Abbildung 26 zeigt das Ergebnis der Reservekapazitätsmessung der CCA-Stenose / ICA-Okklusion Gruppe (V). Auf Seite der CCA-Stenose wurde dabei ein zur Baseline negativer, mittlerer CBF-Abfall registriert *(-6,37±11,35%)*. Linkshemisphärisch betrug der CBF-Anstieg dagegen *9,54±30,76%*.

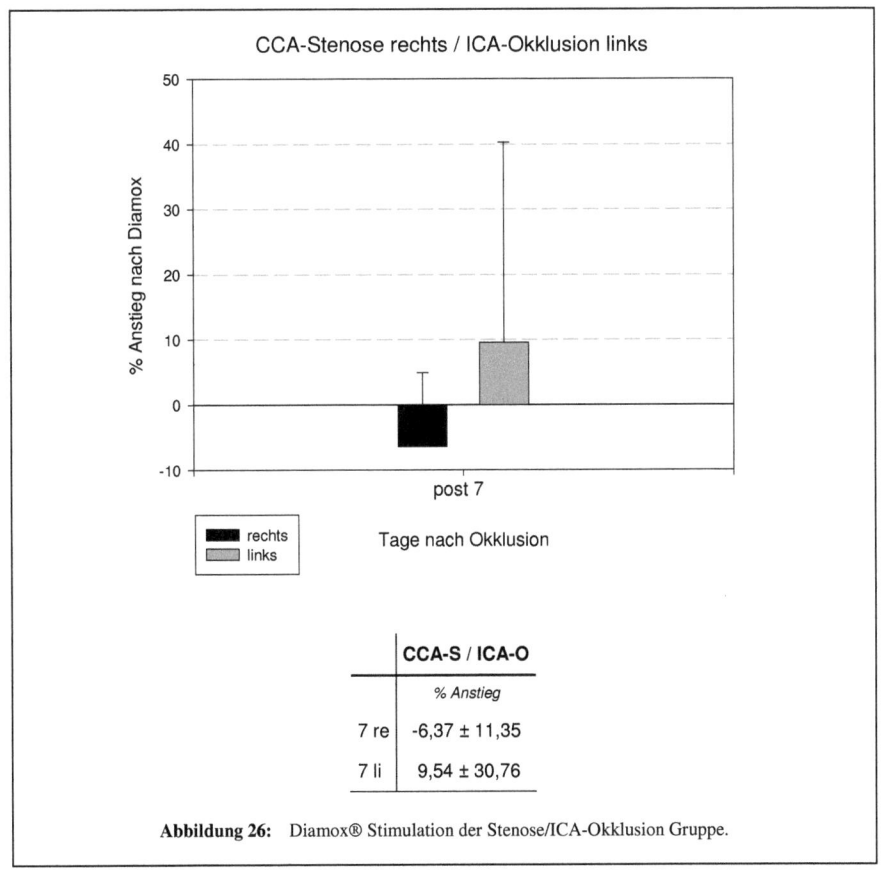

Abbildung 26: Diamox® Stimulation der Stenose/ICA-Okklusion Gruppe.

7-Tage Vergleich:

In unseren Experimenten führe die kombinierte Gefäßstenose und -okklusion am siebten postoperativen Tag zu einer CVRC-Einschränkung auf *1,58±23,09%* bezogen zur baseline *(Abbildung 27)*. Bei Sham, 1-VO und 3-VO betrug der poststimulatorische CBF-Anstieg dagegen *45,82±31,81%, 60,00±33,13% und 46,86±31,54%*. Der Unterschied der CVRC nach CCA-Stenose/ICA-Okklusion war gegenüner Sham, 1-VO und 3-VO statistisch signifikant *(p<0.05)*, im Gegensatz zur CVRC-Differenz zwischen Sham, 1-VO und 3-VO.

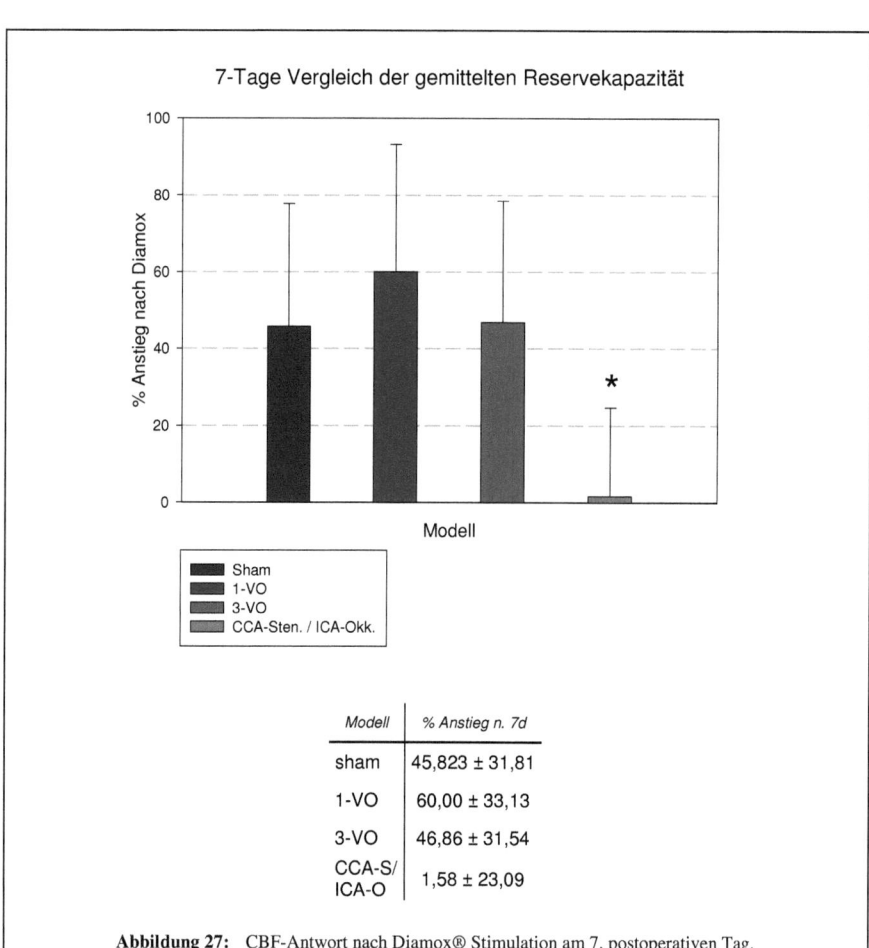

Modell	% Anstieg n. 7d
sham	45,823 ± 31,81
1-VO	60,00 ± 33,13
3-VO	46,86 ± 31,54
CCA-S/ ICA-O	1,58 ± 23,09

Abbildung 27: CBF-Antwort nach Diamox® Stimulation am 7. postoperativen Tag. Der Unterschied der CVRC nach CCA-Stenose/ICA-Okklusion gegenüber den restlichen Gefäßokklusionsmodellen und Sham war statistisch signifikant (*p<0.05).

3.3.3 Durchmesser der basalen Hirngefäße an Tag 21 nach Gefäßokklusion

Um den Einfluß einer chronischen Perfusionsminderung auf die basalen Hirngefäßdurchmesser zu ermitteln, wurde nach Diamox-Stimulation an Tag 21 eine Latex/Carbon-Black Perfusion durchgeführt.

Gemittelter Gefäßdurchmesser der Gruppen Sham, 1-VO und 3-VO:
Nach Sham Operation wurde die A. basilaris als prominentestes Gefäß des Circulus arteriosus identifiziert *(230,82±19,22µm)*, wohingegen nach 1- oder 3-VO die A. carotis interna den größten mittleren Gefäßdurchmesser bot *(252,52±21,34µm bzw. 268,58±20,82µm)* und signifikant gegenüber Sham *(205,57±21,14µm)* vergrößert war ($p<0.05$). Im Bereich des vorderen Kreislaufs führte die 1-VO und 3-VO neben der Größenzunahme der ICA zu einer signifikanten Vergrößerung der A2-Segmente *(241,27±27,1µm und 239,68±11,20µm gegenüber 146,09±21,31µm)* ($p<0.05$). Im Bereich des hinteren Kreislaufs zeigte sich die A. cerebelli superior nach 1- und 3-VO *(148,41±16,26µm und 155,34±24,31µm)* signifikant gegenüber Sham *(96,92±20,25µm)* vergrößert ($p<0.05$). Gleichzeitig zeigte sich die A. basilaris nach 3-VO *(209,49±9,94)* signifikant gegenüber 1-VO *(242,83±19,74)* verkleinert ($p<0.05$). Nach 3-VO beobachteten wir zusätzlich eine signifikante Vergrößerung der P1-Segment Durchmesser *(128,02±37,27µm)* gegenüber 1-VO *(89,52±21,00µm)* und Sham *(64,95±7,97µm)* ($p<0.05$) *(Abbildung 31)*.

Die Durchmesser von MCA und pCOM waren im direkten Vergleich der drei Gruppen Sham, 1-VO und 3-VO verhältnismäßig konstant. Jedes Tier hatte eine operationsmikroskopisch nachweisbare und durchgängige Verbindung des vorderen Kreislaufs über eine aCOM *(A. communicans Anterior; nicht ausgemessen)*.

Die *Abbildungen 28 bis 30* zeigen die bihemisphärische Auswertung der Gefäßdurchmesser bei Sham *(Abbildung 28)*, 1-VO *(Abbildung 29)* und 3-VO *(Abbildung 30)* nach 21-tägiger chronischer Perfusionsminderung. Beispielhaft ist für jede Gruppe eine repräsentative Abbildung des Circulus arteriosus angefügt. *Abbildung 31* vergleicht die gemittelten Durchmesser der einzelnen Gefäßabschnitte. Die Anzahl der jeweiligen Versuchtiere kann dem Protokoll in *Tabelle 4* entnommen werden.

- **Sham:**

  Als prominenteste Gefäße wurden die A. basilaris, ICA, pCOM und MCA gemessen, mit entsprechenden Gesamtdurchmessern von $230,82\pm19,22\mu m$, $205,57\pm21,14\mu m$, $167,64\pm19,08\mu m$ und $161,60\pm20,04\mu m$ *(Abbildung 31)*.

  Dünn und heterogen war die Ausprägung der P1-Segmente, ein rechtsseitiges P1-Segment wurde lediglich bei einem Versuchstier *(1/5)* nachgewiesen. Der bilaterale Durchmesser der P1-Segmente betrug $64,95\mu m\pm7,97$. Die Gefäße des vorderen Kreislaufs *(A2, MCA, ICA, pCOM)* demonstrierten prominentere Durchmesser als diejenigen des hinteren *(P1, SCA, BA)*, mit geringfügiger Tendenz zu rechtsseitig erhöhtem Durchmesser *(Abbildung 28)*.

- **1-VO:**

  Als prominentestes Gefäß wurde die ICA identifiziert. Auf Okklusionsseite *(rechts)* betrug der Durchmesser $263,99\pm17,45\mu m$, kontralateral $239,12\pm18,11\mu m$ *(Abbildung 29)*.

  Gegenüber Sham waren ICA, A2-Segment, P1-Segment und SCA signifikant vergrößert *($252,52\pm21,34\mu m$, $241,27\pm27,1\mu m$, $89,52\pm21,00\mu m$* und *$148,41\pm16,26\mu m$ nach 1-VO;* $p<0.05$*)*. Dagegen zeigte die MCA nur eine geringfügige Größenzunahme auf $177,68\pm14,47\mu m$ *(Abbildung 31)*.

- **3-VO:**

  Mit $268,58\pm0,82\mu m$ war die ICA prominentestes Gefäß und signifikant gegenüber Sham vergrößert ($p<0.05$) *(Abbildung 31)*. Die Durchmesser von A2-Segment und SCA *($239,68\pm11,20\mu m$* und *$155,34\pm24,31\mu m$)* waren gegenüber Sham, das P1-Segment *($128,02\pm37,27\mu m$)* gegenüber Sham und 1-VO signifikant vergrößert ($p<0.05$). Die A. basilaris *($209,49\pm9,94\mu m$)* bot gegenüber 1-VO einen signifikant geringeren Durchmesser ($p<0.05$). Tendenzielle Seitenunterschiede waren insgesamt geringer ausgeprägt als bei Sham oder 1-VO *(Abbildung 30)*. Am stärksten war die Seitendifferenz im Bereich des hinteren Kreislaufs ausgeprägt, mit Betonung des P1-Segments *($109,61\pm26,88\mu m$ rechts; $146,44\pm30,23\mu m$ links)*. Trotz des nach 3-VO vergleichsweise größten Durchmessers des P1-Segments bot die A. basilaris mit $209,49\pm9,94\mu m$ den geringsten Durchmesser aller Gruppen.

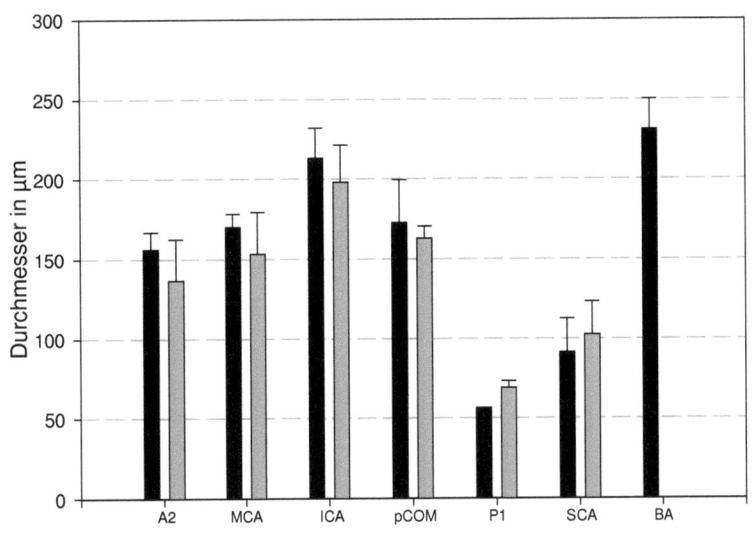

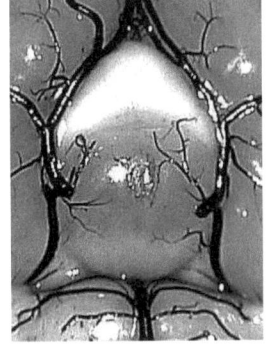

	sham Tag 21 post OP	
	ø in µm - rechts	ø in µm – rechts
A2	155,86 ± 10,91	136,33 ± 26,19
MCA	170 ± 8,15	153,20 ± 26,13
ICA	213,09 ± 18,73	198,05 ± 23,27
pCOM	172,58 ± 26,93	162,7 ± 7,69
P1	56,41	69,22 ± 4,2
SCA	91,33 ± 21,16	102,5 ± 20,63
BA*	230,82 ± 19,22	

* medial

Abbildung 28: Gefäßdurchmesser an Tag 21 nach Sham Operation.

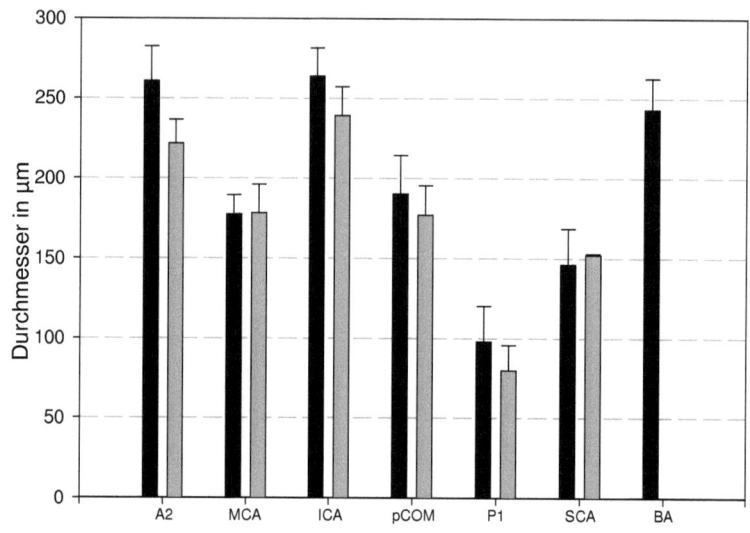

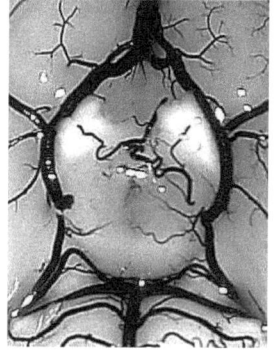

	1-VO Tag 21 post OP	
	ø in µm - rechts	ø in µm - links
A2	260,92 ± 21,63	221,62 ± 14,92
MCA	177,26 ± 12,32	178,16 ± 17,88
ICA	263,99 ± 17,45	239,12 ± 18,11
pCOM	190,28 ± 23,87	177,01 ± 18,56
P1	97,76 ± 22,25	79,63 ± 16,11
SCA	145,99 ± 22,51	152,03 ± 0,72
BA*	242,83 ± 19,74	

* medial

Abbildung 29: Gefäßdurchmesser an Tag 21 nach 1-VO.

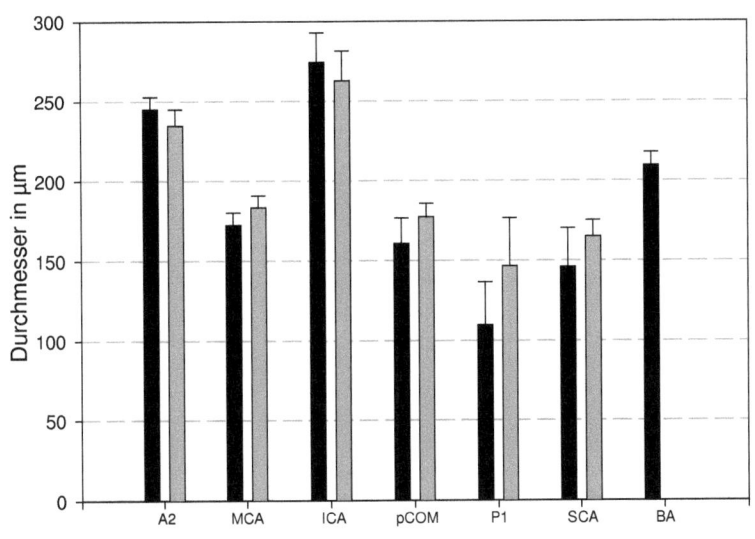

3-VO (CCA-O. rechts / VA-Koag.)

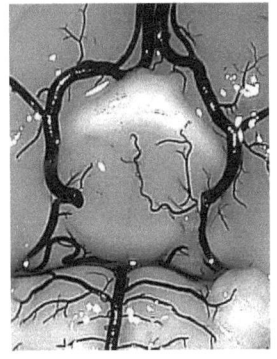

	3-VO	
	ø in µm - rechts	ø in µm – links
A2	244,75 ± 8,11	234,62 ± 10,12
MCA	172,41 ± 7,97	183,26 ± 7,66
ICA	274,41 ± 18,41	262,75 ± 18,75
pCOM	160,38 ± 16,26	177,33 ± 8,43
P1	109,61 ± 26,88	146,44 ± 30,23
SCA	145,93 ± 24,41	164,75 ± 10,68
BA*	209,49 ± 8,11	

* medial

Abbildung 30: Gefäßdurchmesser an Tag 21 nach 3-VO.

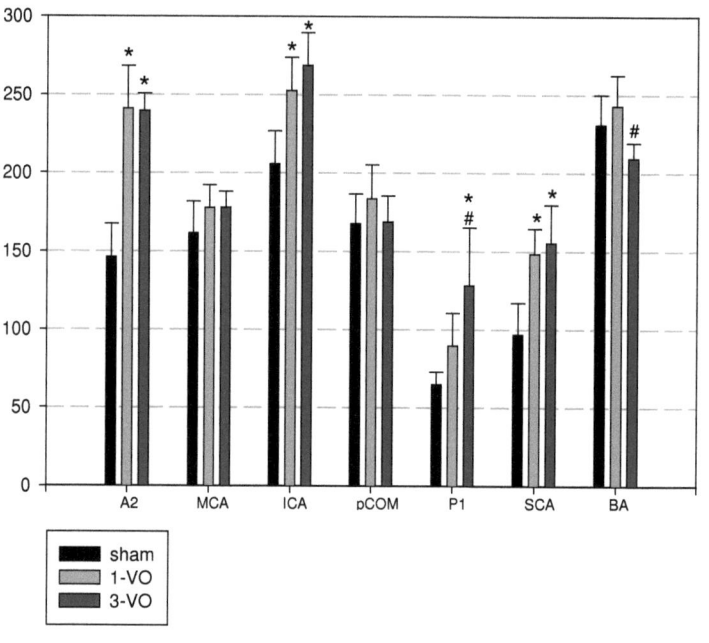

	sham post 21d	1-VO post 21d	3-VO post 21d
	ø in µm	ø in µm	ø in µm
A2	146,09±21,31	241,27±27,1	239,68±11,20
MCA	161,60±20,04	177,68±14,47	177,84±10,17
ICA	205,57±21,14	252,52±21,34	268,58±20,82
Pcom	167,64±19,08	183,64±21,53	168,86±16,55
P1	64,95±7,97	89,52±21,00	128,02±37,27
A. cereb. sup.	96,91±20,25	148,41±16,26	155,34±24,31
A. basilaris	230,82±19,22	242,83±19,74	209,49±9,94

Abbildung 31: Vergleich der Gefäßdurchmesser an Tag 21 bei Sham, 1-VO und 3-VO. (*p<0.05 vs. Sham; #p<0.05 vs. 1-VO)

3.3.4 Arterielle Blutgase und Elektrolyte an Tag 21 nach Gefäßokklusion

	mean ± SD
Blutgase	
pH	7,518 ± 0,23
pCO_2	39,7 ± 2,67
pO_2	99 ± 7,14
BE	3,15 ± 9,69
HCO_3^-	35,2 ± 19,66
Elektrolyte	
Na^+	141,4
K^+	5,88 ± 0,02
iCa^{2+}	1,25 ± 0,06
Cl^-	113,2 ± 5,57

Zur Bestimmung des Einflusses von Etomidate und Acetazolamid auf die arteriellen Blutgase und Elektrolyte wurde bei sechs Tieren der Sham Gruppe an Tag 21 eine arterielle Blutgasprobe aus der Aorta entnommen. Mit einem pH von *7,518 ± 0,23* und Base Excess (BE) von *3,15 ± 9,69mmol/l* bestand eine leichte metabolische Alkalose; das Kalium im Serum war mit *5,88 ± 0,02mmol/l* erhöht. Die übrigen Laborparameter befanden sich innerhalb des Referenzbereiches.

Tabelle 5: Arterielle Blutgase und Elektrolyte von sechs Tieren unter Etomidate Sedierung an Tag 21 nach Sham Operation. Die internationale Einheit für pCO_2 und pO_2 ist mmHg, die Einheit für BE, HCO_3^-, Na^+, K^+, iCa^{2+} und Cl^- ist mmol/l.

4. DISKUSSION

Bei Patienten manifestiert sich die chronisch zerebrale Ischämie durch rezidivierende, transiente ischämische Attacken (TIA's) und bewirkt eine signifikante Erhöhung des Schlaganfallrisikos. Tatsache ist jedoch, dass die chronisch zerebrale Ischämie im Gegensatz zur akuten Ischämie in der Grundlagenforschung bisher nur wenig Aufmerksamkeit erhalten hat.
Zur Erstellung eines universellen Versuchsprotokolls bei Etablierung eines Modells zur chronisch zerebralen Ischämie (4.3), ist die Kenntnis der zerebrovaskulären Anatomie bei der C57/BL6 Maus von grundlegender Bedeutung. Vor diesem Hintergrund führten wir einleitende Experimente zur morphologischen Charakterisierung der zerebralen Angioarchitektur (4.1) und zur Bestimmung der funktionellen Bedeutung von potentiellen Kollateralkreisläufen (4.2) durch.

4.1 Die zerebrale Kollateralgefäßversorgung bei der C57/BL6 Maus

Weiterentwicklungen in der Gentechnologie haben in den letzten Jahren die Züchtung einer Vielzahl von genetisch manipulierten Mausstämmen ermöglicht, deren Anwendbarkeit im Forschungsgebiet der zerebralen Ischämie derzeit auf den Bereich einer akuten Ischämie beschränkt ist. Hauptverantwortlich hierfür ist die Tatsache, dass aktuell kein tierexperimentelles Modell zur chronisch zerebralen Ischämie an der Maus vorhanden ist, aufgrund einer hohen Inkonsistenz des Infarktausmaßes nach akuter Ischämie, sogar unterhalb Versuchtieren desselben Stammes [77-81]. Hierfür wird in erster Linie die Variabilität des Circulus Arteriosus Willisii verantworlich gemacht [66]. Im Hinblick auf die Modellentwicklung zur chronisch zerebralen Ischämie dienten die Mikroangiographien zur Darstellung des zerebralen Kollateralgefäßnetzwerks bei der C57/BL6 Maus, schwerpunktmäßig des A. carotis externa und A. carotis interna Kreislaufs. Durch intrakardiale Kontrastmittelapplikation konnten wir zeigen, dass selbst nach unilateraler Okklusion der CCA eine homogene Kontrastmittelverteilung im proximalen Circulus arteriosus erfolgt. Dieser transhemisphärische *cross-flow* scheint in erster Linie durch die konstante und stets durchgängige Verbindung des vorderen Kreislaufs über die aCOM stattzufinden.
Bei Menschen mit chronischer zerebraler Perfusionsminderung findet man häufig eine funktionelle Kollateralisierung des Externa- und Interna-Stromgebietes über anastomosierende Kollateralgefäße der A. ophthalmica. Um bei der C57/BL6 Maus Rückschlüsse auf die

Funktionalität dieses potentiellen Kollateralkreislaufs ziehen zu können, führten wir eine selektive angiographische Darstellung des Externa-Stromgebietes mit paraleller ICA Okklusion durch. Aufgrund der hierbei ausbleibenden retrograden Füllung der ICA sind wir zu dem Ergebnis gekommen, dass die Anastomose zwischen der ipsilateralen ICA und ECA über die A. ophthalmica funktionell eine eher untergeordnete Rolle spielt. Demzufolge ist eine ECA Okklusion zur graduierten Abstufung einer zerebralen Ischämie bei der C57/BL6 Maus ungeeignet.

4.2 Einfluss des P1-Segments – akute Ischämie

4.2.1 Anatomische Durchgängigkeit und Funktionalität des P1-Segments

Nach unseren Untersuchungen zum Einfluss des P1-Segments auf den frontoparietalen CBF nach proximaler Gefäßokklusion stellten wir fest, dass die bloße Durchgängigkeit und das Vorhandensein der P1-Segmente für eine suffiziente Kollateralisierung des A. carotis communis Stromgebietes über den hinteren Kreislauf *kein* zuverlässiger Vorhersagefaktor ist. Hierbei erwies sich die Mehrheit der anastomosierenden P1-Segmente als funktionell irrelevant. Lediglich bei zwei Tieren mit prominenten P1-Segment-Durchmessern von über 100µm trugen die Anastomosen in geringem Maße zu einem kollateralen Blutfluß zwischen vorderem und hinterem Kreislauf bei, gemessen an einem vergleichsweise geringeren CBF Abfall nach unioder bilateraler CCA-Okklusion.

Eine ausgeglichene Konfiguration des CAW findet man bei lediglich 18% der Bevölkerung; eine Hypoplasie einer oder beider pCOM's liegt bei 22-32% der Bevölkerung vor, während ca. 25% der Bevölkerung unilateral ein hypoplastisches oder fehlendes A1-Segment aufweisen. Die pCOM ist ein Hauptast des C6 Segments der A. carotis interna [27] und schafft üblicherweise die Verbindung zwischen dem vorderen und hinteren Kreislauf des Circulus arteriosus Willisii. Während der Embryonalentwicklung entsprosst die pCOM aus der ICA und setzt sich typischerweise als A. cerebri posterior (PCA) fort. Im hinteren Kreislauf des Erwachsenen bildet sich zwischen P1-Segment der PCA und der A. basilaris in der Regel eine Anastomose. Der wesentliche Zufluss der PCA und damit auch des hinteren Kreislaufs wird daher durch die A. basilaris bereitgestellt. Persistiert in seltenen Fällen die pCOM als Hauptursprung der PCA ohne Anastomose zur A. basilaris, bezeichnet man die Konfiguration als *fetal* [82] *(Abbildung 32)*. Im Gegensatz hierzu wird bei adulten Nagetieren die Perfusion der PCA *primär* durch die ICA gewährleistet; ein P1-Segment existiert hierbei lediglich sporadisch. Das Spektrum der Ausprägung reicht von komplettem Fehlen einer Anastomose bei Wüstenrennmäusen, bis nahezu 100%igem Vorhandensein eines P1-Segments bei Ratten [69-71]. An dieser Stelle soll darauf hingewiesen werden, dass in der Mehrzahl der tierexperimentellen Studien ein dünnes oder gar fehlendes P1-Segment fälschlicherweise als pCOM definiert wird. Bei der Maus besteht hinsichtlich der Ausprägung des P1-Segments eine hohe Heterogenität [66, 77, 78, 81] und dennoch ist sie aufgrund ihrer Züchtungseigenschaften derzeit der beliebteste Ausgangsstamm für genetisch manipulierte Mausstämme. Sie zeichnet sich darüber hinaus durch eine vergleichsweise hohe Anfälligkeit für morphologische, neuronale Schäden sowie eine niedrige zerebrale Ischämietoleranz aus [77, 80, 83]. In Anbetracht der erforderlichen Reproduzierbarkeit eines geeigneten Modells zur chronisch zerebralen Ischämie führt dieser Sachverhalt zu einer Herausforderung. Daher zielten wir nicht nur auf die Bestimmung der reinen „Durchgängigkeit" des P1-Segments, sondern auch auf die Quantifizierung des P1-Segment Durchmessers. Anhand des LDF Abfalls haben wir gezeigt, dass trotz eines mindestens unilateral vorhandenen P1-Segments bei über 75% unserer Versuchstiere diese Verbindung funktionell eher *nicht* relevant ist, mit Ausnahme überdurchschnittlich großer P1-Segmente (>100µm Durchmesser), wie sie bei lediglich 2 aus 17 Tieren (12%) nachgewiesen wurden; nach bilateraler CCA-Okklusion registrierten wir hier einen CBF-Abfall auf *57±0.1* Prozent, verglichen mit einem Abfall auf *36±8* Prozent bei Mäusen mit einem P1-Durchmesser von <100µm. In Anbetracht der geringen Anzahl von Tieren mit P1-Segment Durchmesser von >100µm ist die anatomische Durchgängigkeit des P1-Segments während uni- oder bilateraler CCA-Okklusion für die zerebrale Perfusion des vorderen Kreislaufs funktionell eher unbedeutend. Selbst prominente P1-Segmente >100µm konnten trotz Flussanhebung nach proximaler CCA-Okklusion keine adäquate Ruheperfusion bereitstellen.

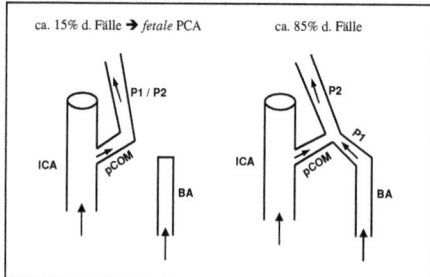

Abbildung 32: Schematische Darstellung der pCOM Anastomose des Circulus arteriosus Willisii. Bei ca. 15% der Bevölkerung persistiert der embryonale Kreislauf im Erwachsenenalter und die pCOM ist Hauptursprung der PCA; bei etwa 2% tritt dieses Zirkulationsverhältnis bilateral auf *(fetale PCA, Abb. 32, links)*. Bei 85% der Erwachsenen findet man dagegen eine Anastomose der ICA über die P1-Segmente bzw. die pCOM mit der A. basilaris *(Abb. 32, rechts)*. ICA = *engl.* Internal carotid artery; pCOM = *engl.* posterior communicating artery; P1 = P1-Segment; P2 = P2-Segment; BA = *engl.* Basilar artery. Die Pfeile zeigen in die Hauptblutflussrichtung.

4.2.2   Einfluss des Gefäßokklusionsmodells auf den CBF des vorderen Kreislaufs

Bei Zuständen eines maximal eingeschränkten ventralen Perfusionsdefizits (nach 2- und 4-VO) zeigte sich ein signifikanter Einfluss des hinteren Kreislaufs auf die ventrale Perfusion, gegenüber einer relativen Bedeutungslosigkeit des hinteren Kreislaufs nach alleiniger unilateraler CCA-Okklusion (nach 1- und 3-VO). Nach *unilateraler* CCA-Okklusion ohne und mit bilateraler Thermokoagulation der Vertebralarterien registrierten wir einen CBF-Abfall auf *87±5%*, beziehungsweise *81±10%* der Baseline Perfusion. Dagegen demonstrierte die *bilaterale* CCA-Okklusion ohne und mit bilateraler Thermokoagulation der Vertebralarterien einen signifikant höheren CBF-Abfall auf *37±11%*, respektive *16±8% (3.2.3, Abbildung 23)*.
Neben den P1-Segmenten führen möglicherweise auch die Pfeifer'schen kapillären Anastomosen [33] bzw. leptomeningealen Anastomosen der PCA und MCA Stromgebiete zu diesem signifikanten Perfusionsunterschied, da sie nach VA-Koagulation aufgrund ihrer intraparenchymalen Verbindungen zu einem ventralen, hämodynamischen Perfusiondefizit beitragen können. Zusätzlich zeigten alle Tiere eine unterschiedliche Anzahl prominenter Thalamoperforator Arterien des Basilariskopfgebietes *(3.2.1, Abbildung 18, mitte)*. Hinsichtlich deren Häufigkeit und Relevanz auf den kortikalen CBF bei der C57/BL6 Maus gibt es jedoch in der gegenwärtigen Fachliteratur noch keine Beschreibung.

4.2.3   Relevanz des P1-Segments für die chronisch zerebrale Ischämie bei der Maus

Um die Reproduzierbarkeit eines Modells zur zerebralen Ischämie zu gewährleisten wurde gefordert, in Abhängigkeit des jeweiligen Versuchstieres die funktionelle und anatomische Durchgängigkeit des P1-Segments individuell zu erfassen [67, 77, 81, 84].
Durch unsere Bestimmung des Einflusses des P1-Segments bei der C57/BL6 Maus konnten wir zeigen, dass eine individuelle funktionelle Charakterisierung der P1-Segmente *nicht* notwendig ist, da das Vorhandensein eines P1-Segments keinen Einfluß auf das ventrale Perfusionsdefizit nach proximaler Gefäßokklusion hat.

4.3 Chronische Ischämie

4.3.1 Mortalität

Bei der Etablierung eines tierexperimentellen Modells mit chronischem Verlauf kommt es neben der verlässlichen Reproduzierbarkeit in erster Linie auf die Toleranz der Versuchstiere gegenüber dem Tiermodell an. Vereinzelt gibt es Studien zur Toleranz einer *globalen* Ischämie bei verschiedenen Mausstämmen [85], mit Hervorhebung der hohen Anfälligkeit neuronaler Strukturintegrität bei der C57/BL6 Maus unter einem kritischen Perfusionsdefizit [80]. Die Hauptzielsetzung bei einem Modell zur *chronisch* zerebralen Ischämie im Gegensatz zu einem Modell der *globalen* zerebralen Ischämie ist jedoch die Schaffung eines *tolerablen* Ausmaßes einer Perfusionsminderung, ohne dabei ein permanentes neurologisches oder morphologisches Defizit herbeizuführen. Infolge der hohen Mortalität wurde die ein- und zweizeitige 2-VO von der Modellentwicklung ausgeschlossen und keiner CVRC-Messung oder Latex/Carbon Black Perfusion unterzogen. 24 Stunden nach 2-VO betrug die Gesamtmortalität *79,55%*. Eine zweizeitige Operation erbrachte gegenüber einem einzeitigen operativen Vorgehen eine *10%ige* Reduktion der Mortalität *(85% vs. 75%)*. Aufgrund dieser hohen Mortalitätsraten wurde die Versuchsserie vorzeitig abgebrochen. Die Tiere wurden gemäß tierschutzrechtlicher Bestimmung getötet.

Unsere initiale Hypothese, dass ein chronisches Perfusionsdefizit analog zur Ratte [63, 72] durch eine zweizeitige, bilaterale CCA-Okklusion/ICA-Okklusion über präformierte Kollateralgefäße des hinteren Kreislaufs kompensiert werden kann, ließ sich bei der C57/BL6 Maus nicht bestätigen.

4.3.2 Die chronisch zerebrale Ischämie nach permanenter Gefäßokklusion

Fast alle Organe des Körpers verfügen über effektive vaskuläre Kollateralisierungssysteme. Im Gehirn wird diese Aufgabe vom Circulus arteriosus Willisii übernommen, der eine Niedrigwiderstandsverbindung zwischen den vier Hauptversorgungsarterien des Gehirns schafft [86]. An der Ratte konnte demonstriert werden, dass eine unilaterale Okklusion der A. carotis communis [74, 87], bilaterale Okklusion der Aa. vertebrales [73] oder bilaterale Okklusion der Aa. carotis internae [63] dauerhaft toleriert wurde, ohne dabei eine Einschränkung der Ruheperfusion hervorzurufen oder permanente neurologische Defizite zu verursachen.

Die Umgebungs- und Operationsbedingungen haben für die Vergleichbarkeit und Reproduzierbarkeit tierexperimenteller Modelle entscheidende Bedeutung. Bekanntermaßen haben Temperatur und Blutdruck signifikante Auswirkungen auf die Zirkulationsverhältnisse des Körperkreislaufs und auf die zerebrovaskuläre Reservekapazität [88]. Unerwünschten Schwankungen von Blutdruck und Körpertemperatur wurde durch Verwendung des kreislaufstabilen Narkotikums Etomidate [75, 76] und einer feedback-gesteuerten, intraoperativen Körpertemperaturregulierung entgegengesteuert. Zur Kontrolle der intraoperativen Blutgase und Elektrolyte unter Etomidate Narkose erfolgte an Tag 21 nach Sham Operation bei sechs Versuchstieren eine arterielle Blutgasanalyse, welche bis auf eine leichtgradige metabolische Alkalose und Hyperkaliämie einen regelrechten Befund zeigte.

4.3.2.1 Einfluss der Gefäßokklusion auf die zerebrale Ruheperfusion

Durch Anwendung verschiedener Gefäßokklusionsmodelle wurde gezeigt, dass bei der C57/BL6 Maus in Abhängigkeit des Modells (1- bis 4-VO) ein variabler Perfusionsabfall erzielt werden kann *(3.2.3, Abbildung 23)*. Neben der Bestimmung des Einflusses des P1-Segments dienten die Versuche zur akuten Ischämie, das Ausmaß des CBF-Abfalls während einer akuten proximalen Gefäßokklusion zu charakterisieren. Bei der Ratte überschreitet die bilaterale Okklusion der A. carotis communis die Kollateralisierungskapazität des Circulus arteriosus und führt zu einem Perfusionsabfall bis auf 30% der Baseline Perfusion [72, 89]. Allerdings hatte eine kombinierte, unilaterale CCA-Okklusion und bilaterale VA-Koagulation eine Aufhebung der zerebralen Reservekapazität zur Folge, bei einem absoluten Perfusionsabfall auf nur 50% der Baseline Perfusion und ohne die zelluläre Strukturintegrität zu schädigen [72].
Der im Vergleich zur Ratte verminderte Perfusionsabfall auf *81±10%* nach 3-VO könnte in der vergleichsweise geringen Relevanz der P1-Segmente der C57/BL6 Maus begründet liegen. Wir postulierten daher, dass eine geeignete chronische Gefäßokklusion einen akuten Perfusionsabfall von etwa *50-60%* hervorrufen sollte und haben einen Versuchsansatz verfolgt, der einen hochgerechneten akuten Perfusionsabfall auf *50%* der Ruheperfusion erzeugt.

4.3.2.2 Diamox®-Antwort und abgestufte Perfusionsminderung

Durch die Gefäßokklusionsmodelle nach dem Prinzip einer 1-, 2-, und 3-VO konnten wir innerhalb von 21 Tagen nach Operation *keine* signifikante Einschränkung der CVRC erzielen. Daraufhin entwickelten wir eine Versuchsserie, welche durch eine einzeitige, unilaterale

Gefäßokklusion mit kontralateraler Gefäßstenose eine abgestufte Perfusionsminderung ermöglichte; an Tag 7 nach Operation wurde eine CVRC-Messung durchgeführt. Durch Kombination einer linksseitigen ICA-Okklusion mit kontralateraler Polyethylen-Schlauch Stenose der CCA erzielten wir an Tag sieben nach Operation eine signifikante Einschränkung der CVRC auf *1,58±23,09%* gegenüber Sham, 1-VO und 3-VO.

Rechts- und linksseitig registrierten wir dabei in einer Gruppe von insgesamt vier Mäusen eine CVRC von *0% (gemessen: -6,37±11,35%)*, beziehungsweise *9,54±30,76%*. Eine Ursache für die im Vergleich zur Baseline negative CBF-Antwort könnte eine dekompensierte zerebrale Autoregulation sein. Ebenfalls könnte ein intraoperativer Abfall des Perfusionsdruckes für die aufgehobene CVRC verantwortlich sein, da die Unterschreitung eines MAP von 50mmHg nicht durch eine gegenregulatorische Vasodilatation abgefangen werden kann *(1.2.1.1)*. Eine intraoperative, aortale Blutdruckmessung unter Etomidate Narkose und nach Diamox®-Stimulation konnte jedoch bestätigen, dass der MAP einen Druck von 80mmHg zu keinem Zeitpunkt unterschritten hat *(Daten nicht gezeigt)*. Das universelle Prinzip der zerebrovaskulären Autoregulation ist die Grundlage für eine Aufrechterhaltung der hämodynamischen Perfusion in Abhängigkeit unterschiedlicher Kreislaufsituationen. Ob die Druckgrenze der intakten Autoregulation vom Menschen auf die C57/BL6 Maus übertragen werden kann, sollte Gegenstand weiterführender Untersuchungen sein. Diesbezüglich zeigten erste Studienergebnisse eine physiologische Grenze der Autoregulation innerhalb eines MAP von 110mmHg und 40mmHg [90].

4.3.3 Chronische Perfusionsminderung und basaler Hirngefäßdurchmesser

Eine unilaterale Okklusion der A. carotis communis führte sowohl ohne, als auch mit bilateraler Thermokoagulation der Vertebralarterien zu einer signifikanten Erhöhung der basalen Hirngefäßdurchmesser im Circulus arteriosus Willisii der C57/BL6 Maus. Diese Größenzunahme erfolgt scheinbar unabhängig eines vermehrten Kollateralblutflusses über die pCOM.
21 Tage nach 1- oder 3-VO boten vier Gefäßabschnitte des Circulus arteriosus signifikante Vergrößerungen gegenüber Sham *(Abbildung 31)*:

- A2-Segment   (1- und 3-VO vs. Sham; $p<0.05$)
- P1-Segment   (3-VO vs. 1-VO und Sham; $p<0.05$)
- ICA   (1- und 3-VO vs. Sham; $p<0.05$)
- A. cerebelli superior (1- und 3-VO vs. Sham; $p<0.05$)

Durch Okklusion des Hauptzuflussgefäßes des vorderen Kreislaufs wird nach 1- oder 3-VO eine hämodynamische Perfusionsminderung erzielt. Die daraus resultierende Strömungsveränderung wirkt sich in erster Linie auf Gefäße in unmittelbarer Nähe zur CCA aus. Zusätzlich erfolgt die primäre Kompensation des Perfusionsdefizits über Kollateralgefäße des proximalen CAW, insbesondere die kontralaterale A. carotis interna und A. communicans anterior. Durch zerebrale Mikroangiographien bei der C57/BL6 Maus konnten wir zeigen, dass über die aCOM eine regelmäßig ausgeprägte Anastomose des vorderen Kreislaufs besteht. In Anlehnung an unsere Ergebnisse zur akuten Ischämie, leistet der hintere Kreislauf nach unilateraler CCA-Okklusion einen nur unwesentlichen Beitrag zur kompensatorischen Kollateralgefäßversorgung. Der vergrößerte Gefäßdurchmesser im vorderen Stromgebiet scheint daher Resultat eines kollateralen Blutflusses über die kontralaterale ICA und aCOM - bei funktionell vernachlässigbaren P1-Segmenten - zu sein.

Ein weiteres Zeichen einer funktionellen Trennung des vorderen und hinteren Kreislaufs bei der C57/BL6 Maus zeigt sich in der offentsichtlich unabhängigen Vergrößerung proximaler Äste des CAW *ohne* Änderung des pCOM Durchmessers. Unter Berücksichtigung des Einflusses von Strömungseigenschaften auf die Proliferation von existierenden Kollateralgefäßen könnte dies ein Ausdruck von gleichbleibenden Flussraten innerhalb der pCOM sein, worin sich demnach der geringe Einfluss des hinteren Kreislaufs auf die globalen Perfusionsverhältnisse wiederspiegeln könnte. Wir vermuten, dass der verminderte Durchmesser der A. basilaris nach 3-VO die Folge einer fehlenden ventralen Kollateralisierung nach bilateraler Koagulation der Vertebralarterien ist. Gleichzeitig erfolgt über rekrutierte P1-Segmente ein Blutzufluss in Versorgungsgebiete des hinteren Kreislaufs mit Vergrößerung der Aa. cerebelli superiores und der P1-Segmente. Dies wird durch die signifikante Vergrößerung der P1-Segment-Durchmesser nach 3-VO verdeutlicht. Ob dieser statistisch signifikante Unterschied ($p<0.05$) aufgrund der hohen Variabilität der P1-Segmente universell übertragbar ist, kann selbstverständlich nur bedingt argumentiert werden.

4.4 Ausblick

Aktuelle Erkenntnisse in der Tumorforschung und Entwicklungsbiologie haben in der Vergangenheit dazu beigetragen die molekularen und zellulären Mechanismen der Arteriogenese und Angiogenese anhand tierexperimenteller Modelle einer akuten zerebralen Ischämie besser zu verstehen. Im Gegensatz hierzu hat die chronisch zerebrale Ischämie bislang nur wenig Aufmerksamkeit erhalten. Die zellulären und molekularen Mechanismen mit denen Neurone, Gliazellen und Endothelzellen auf eine chronische, hämodynamische Perfusionsminderung reagieren sind bis heute nicht vollständig verstanden und daher bleibt unklar, inwieweit gefäßproliferative Strategien auf eine pharmakologische Therapie zur Verbesserung des kollateralen zerebralen Blutflusses übertragen werden können. Die zukünftige Erforschung dieser Frage setzt ein geeignetes tierexperimentelles Modell zur chronisch zerebralen Ischämie voraus, vorzugsweise an der Maus, aufgrund der Verfügbarkeit genetisch manipulierter Stämme. Unser nächster Schritt bei der Etablierung des Modells ist die Durchführung einer größeren Versuchsserie in Anlehnung an unsere bisherigen Ergebnisse. Eine zusätzliche Messung des akuten Perfusionsabfalls nach akuter Okklusion und Stenose soll dabei einen orientierenden Richtwert für den angestrebten Abfall der Ruheperfusion auf etwa 50% liefern. Parallel zu der wöchentlichen Reservekapazitätsmessung soll während chronischer Perfusionsminderung eine autoradiographische Bestimmung der zerebralen Ruheperfusion erfolgen.

Ein Nachteil der Laser Doppler Flowmetry Messmethode ist ihre geringe räumliche Auflösung, da der CBF nur in einem begrenzten Bereich unterhalb der Laser Doppler Sonden registriert werden kann. Die *Laser Speckle Flowmetry* (LSF) ist eine Weiterentwicklung dieser transkortikalen LDF Messung und vereint die Vorteile einer großen *zeitlicher* Auflösung mit einer hohen *räumlichen* Auflösung. Vergleichsstudien gegenüber LDF Messungen an der Maus konnten zeigen, dass LSF den zeitlichen Verlauf einer CBF Änderung in ähnlicher Weise wie LDF registriert [90]; darüber hinaus besteht die Möglichkeit den CBF in einer farbkodierten Matrix in Echtzeit darzustellen, basierend auf dem Prinzip, dass Gewebe während Laser-Illumination je nach lokalen Perfusionsverhältnissen die eintreffenden Laser-Strahlen unterschiedlich reflektiert und die hieraus resultierende Kontraständerung Rückschlüsse auf den CBF ermöglicht. Da hämodynamische Perfusionsminderungen eine Minderperfusion vorzugsweise in den „letzten Wiesen" der Versorgungsgebiete der einzelnen Hirngefäßabschnitte hervorrufen, scheint dies ein nahezu perfektes Verfahren zu sein, um eine chronische Perfusionsminderung über dem gesamten Kortex-Areal quantitativ zu registrieren.

Um bereits unmittelbar nach akutem Perfusionsabfall den Effekt auf die Reservekapazität zu bestimmen, wird überlegt innerhalb der ersten sieben Tage nach Perfusionsminderung eine mehrfache Acetazolamid-Stimulation durchzuführen, gegebenenfalls sogar unmittelbar im Anschluss an die Gefäßoperation. Eine aktuelle, tierexperimentelle Studie zur Ruheperfusionsmessung nach bilateraler CCA-Stenose bei der Maus hatte diesen Zeitraum als ausschlaggebend für eine chronische, hämodynamische Perfusionsminderung eingestuft [84]. Ergänzend werden histologische Untersuchungen folgen, um die strukturelle Integrität der Neurone in hypoxieanfälligen Arealen wie beispielsweise dem CA-1 Sektor des Hippocampus nachzuweisen. Durch immunhistochemische Untersuchungen, beispielsweise mittels des unspezifischen Proliferationsmarkers *Ki-67* und dem *Smooth Muscle Antigen,* α-SMA [72], sollen weiterführende Erkenntnisse hinsichtlich eines potentiellen arteriogenetischen Gefäßwachstums gewonnen werden.

5. ZUSAMMENFASSUNG

Eine hämodynamische Perfusionsminderung aufgrund intra- oder extrakranieller Gefäßokklusion oder -stenose trägt in etwa 10% aller Fälle zum ischämischen Schaganfall bei [37]. Zwecks Erforschung alternativer Therapien zur künstlichen Stimulation des Gefäßwachstums entwickelte sich in den vergangenen Jahren ein steigendes Interesse an tierexperimentellen Modellen zur chronisch zerebralen Ischämie [63, 72]. Ein dementsprechendes Modell an der Maus ist jedoch bis heute nicht verfügbar. Die Hauptzielsetzung unserer Studie ist daher die Schaffung einer chronisch zerebralen Ischämie bei der C57/BL6 Maus, gemessen an der Ausschöpfung der zerebrovaskulären Reservekapazität. Mit Hilfe eines mehrteiligen Versuchsaufbaus wurde zunächst mikroangiographisch die native zerebrovaskuläre Anatomie und Durchgängigkeit der Kollateralgefäße des Circulus arteriosus willisii bestimmt, um nach sequentieller Kurzzeitokklusion der großen Kopf-Hals Gefäße die funktionelle Relevanz des P1-Segments zu charakterisieren. Zur Veranschaulichung der zerebralen Angioarchitektur erfolgte an Tag 21 nach Gefäßokklusion die intraaortale Perfusion einer Latex/Carbon Black Lösung. Durch intrakardiale Kontrastmittelapplikation konnten wir mikroangiographisch zeigen, dass nach unilateraler Okklusion der A. carotis communis ein transhemisphärischer cross-flow in erster Linie über den vorderen Kreislauf des Circulus arteriosus Willisii erfolgt. Eine Anastomose zwischen der ipsilateralen ICA und ECA über die A. ophthalmica konnte bei der C57/BL6 Maus nicht nachgewiesen werden. Gemäß unserer Ergebnisse zum Einfluss des P1-Segments auf den frontoparietalen CBF erwiesen sich die Mehrheit der anastomosierenden P1-Segmente als funktionell irrelevant und hatten keinen Einfluss auf das ventrale Perfusionsdefizit nach proximaler Gefäßokklusion. Demzufolge war eine individuelle funktionelle Charakterisierung der P1-Segmente vor Etablierung eines Modells zur chronisch zerebralen Ischämie bei der C57/BL6 Maus nicht notwendig. Durch die nachfolgenden Gefäßokklusionsmodelle nach dem Prinzip einer 1-, 2-, und 3-VO wurde innerhalb von 21 Tagen nach Operation keine signifikante Einschränkung der CVRC erzielt, wobei eine unilaterale Okklusion der A. carotis communis sowohl ohne, als auch mit bilateraler Thermokoagulation der Vertebralarterien zu einer signifikanten Erhöhung der basalen Hirngefäßdurchmesser im Circulus arteriosus führte. Durch eine graduelle Abstufung der Perfusionseinschränkung mittels kombinierter CCA-Stenose und kontralateraler ICA-Okklusion erreichten wir dennoch die Unterdrückung der Diamox®-Antwort auf *1,58±23,09%*.

6. VERZEICHNISSE

6.1 Literaturverzeichnis

1. Risau, W., *Mechanisms of angiogenesis.* Nature, 1997. **386**(6626): p. 671-4.
2. Ito, W.D., et al., *Monocyte chemotactic protein-1 increases collateral and peripheral conductance after femoral artery occlusion.* Circ Res, 1997. **80**(6): p. 829-37.
3. Shyy, Y.J., et al., *Fluid shear stress induces a biphasic response of human monocyte chemotactic protein 1 gene expression in vascular endothelium.* Proc Natl Acad Sci U S A, 1994. **91**(11): p. 4678-82.
4. Polverini, P.J., et al., *Activated macrophages induce vascular proliferation.* Nature, 1977. **269**(5631): p. 804-6.
5. Buschmann, I. and W. Schaper, *Arteriogenesis Versus Angiogenesis: Two Mechanisms of Vessel Growth.* News Physiol Sci, 1999. **14**: p. 121-125.
6. Siesjo, B.K., *Brain Energy Metabolism.* John Wiley & Sons, New York, NY, 1978: p. 1-149.
7. Kanno, I., et al., *Oxygen extraction fraction at maximally vasodilated tissue in the ischemic brain estimated from the regional CO2 responsiveness measured by positron emission tomography.* J Cereb Blood Flow Metab, 1988. **8**(2): p. 227-35.
8. Powers, W.J., *Cerebral hemodynamics in ischemic cerebrovascular disease.* Ann Neurol, 1991. **29**(3): p. 231-40.
9. Settakis, G., et al., *Acetazolamide as a vasodilatory stimulus in cerebrovascular diseases and in conditions affecting the cerebral vasculature.* Eur J Neurol, 2003. **10**(6): p. 609-20.
10. Huber, P. and J. Handa, *Effect of contrast material, hypercapnia, hyperventilation, hypertonic glucose and papaverine on the diameter of the cerebral arteries. Angiographic determination in man.* Invest Radiol, 1967. **2**(1): p. 17-32.
11. Bradac, G.B., R.S. Simon, and C.H. Heidsieck, *Angiographically verified transient alteration of the intracranial arteries and veins in dependence of different CO2 tensions.* Neuroradiology, 1976. **10**(5): p. 257-62.
12. Lindegaard, K.F., et al., *Variations in middle cerebral artery blood flow investigated with noninvasive transcranial blood velocity measurements.* Stroke, 1987. **18**(6): p. 1025-30.

13. Jones, T.H., et al., *Thresholds of focal cerebral ischemia in awake monkeys.* J Neurosurg, 1981. **54**(6): p. 773-82.
14. Morawetz, R.B., et al., *Regional cerebral blood flow thresholds during cerebral ischemia.* Fed Proc, 1979. **38**(11): p. 2493-4.
15. Astrup, J., B.K. Siesjo, and L. Symon, *Thresholds in cerebral ischemia - the ischemic penumbra.* Stroke, 1981. **12**(6): p. 723-5.
16. Baron, J.C., *Perfusion thresholds in human cerebral ischemia: historical perspective and therapeutic implications.* Cerebrovasc Dis, 2001. **11 Suppl 1**: p. 2-8.
17. Back, T., *Pathophysiology of the ischemic penumbra--revision of a concept.* Cell Mol Neurobiol, 1998. **18**(6): p. 621-38.
18. Heiss, W.D., et al., *Penumbral probability thresholds of cortical flumazenil binding and blood flow predicting tissue outcome in patients with cerebral ischaemia.* Brain, 2001. **124**(Pt 1): p. 20-9.
19. Astrup, J., et al., *Cortical evoked potential and extracellular K+ and H+ at critical levels of brain ischemia.* Stroke, 1977. **8**(1): p. 51-7.
20. Powers, W.J., R.L. Grubb, Jr., and M.E. Raichle, *Clinical results of extracranial-intracranial bypass surgery in patients with hemodynamic cerebrovascular disease.* J Neurosurg, 1989. **70**(1): p. 61-7.
21. Kuroda, S., et al., *Acetazolamide test in detecting reduced cerebral perfusion reserve and predicting long-term prognosis in patients with internal carotid artery occlusion.* Neurosurgery, 1993. **32**(6): p. 912-8; discussion 918-9.
22. Vorstrup, S., L. Henriksen, and O.B. Paulson, *Effect of acetazolamide on cerebral blood flow and cerebral metabolic rate for oxygen.* J Clin Invest, 1984. **74**(5): p. 1634-9.
23. Sorteberg, W., et al., *Effect of acetazolamide on cerebral artery blood velocity and regional cerebral blood flow in normal subjects.* Acta Neurochir (Wien), 1989. **97**(3-4): p. 139-45.
24. Piepgras, A., et al., *A simple test to assess cerebrovascular reserve capacity using transcranial Doppler sonography and acetazolamide.* Stroke, 1990. **21**(9): p. 1306-11.
25. Imaizumi, M., et al., *Clinical significance of cerebrovascular reserve in acetazolamide challenge -comparison with acetazolamide challenge H2O-PET and Gas-PET.* Ann Nucl Med, 2004. **18**(5): p. 369-74.
26. Willis, T., *Cerebri anatome: cui accessit nervorum descripto et usus.* London: J. Martyn and J Allestry. Tercentenary ed., 1664: p. 1664-1964.

27. Bouthillier, A., H.R. van Loveren, and J.T. Keller, *Segments of the internal carotid artery: a new classification.* Neurosurgery, 1996. **38**(3): p. 425-32; discussion 432-3.
28. Nizzoli, V. and G.C. Nicola, *Completely asymptomatic multiple extracranial vascular obstruction.* Eur Neurol, 1970. **3**(2): p. 105-15.
29. Symon, L. and R.W. Russell, *The development of cerebral collateral circulation following occlusion of vessels in the neck. An experimental study in baboons.* J Neurol Sci, 1971. **13**(2): p. 197-208.
30. Fields, W.S., M.E. Bruetman, and J. Weibel, *Collateral circulation of the brain.* Monogr Surg Sci, 1965. **2**(3): p. 183-259.
31. Zülch, K.J., *Encyclopedia of Medical Radiology.* Springer Verlag Heidelberg, 1981: p. 1-192.
32. Heubner, Zentralbl Med Wiss, 1872. **10**: p. 817-821.
33. Pfeifer, R., *Grundlegende Untersuchungen für die Angioarchitektonik des Menschlichen Gehirns.* Springer Berlin, 1930.
34. Deweese, J.A., et al., *Anatomic and hemodynamic correlations in carotid artery stenosis.* Stroke, 1970. **1**(3): p. 149-57.
35. Schomer, D.F., et al., *The anatomy of the posterior communicating artery as a risk factor for ischemic cerebral infarction.* N Engl J Med, 1994. **330**(22): p. 1565-70.
36. Anzola, G.P., et al., *Transcranial Doppler sonography and magnetic resonance angiography in the assessment of collateral hemispheric flow in patients with carotid artery disease.* Stroke, 1995. **26**(2): p. 214-7.
37. Markus, H.S., et al., *Differences in stroke subtypes between black and white patients with stroke: the South London Ethnicity and Stroke Study.* Circulation, 2007. **116**(19): p. 2157-64.
38. Furlan, A.J., J.P. Whisnant, and H.L. Baker, Jr., *Long-term prognosis after carotid artery occlusion.* Neurology, 1980. **30**(9): p. 986-8.
39. Marzewski, D.J., et al., *Intracranial internal carotid artery stenosis: longterm prognosis.* Stroke, 1982. **13**(6): p. 821-4.
40. Ringelstein, E.B., H. Zeumer, and D. Angelou, *The pathogenesis of strokes from internal carotid artery occlusion. Diagnostic and therapeutical implications.* Stroke, 1983. **14**(6): p. 867-75.
41. Mendelow, A.D., et al., *The hemodynamic effects of internal carotid artery stenosis and occlusion.* J Neurosurg, 1987. **66**(5): p. 755-63.

42. Klijn, C.J., et al., *Symptomatic carotid artery occlusion. A reappraisal of hemodynamic factors.* Stroke, 1997. **28**(10): p. 2084-93.
43. Moneta, G.L., et al., *Operative versus nonoperative management of asymptomatic high-grade internal carotid artery stenosis: improved results with endarterectomy.* Stroke, 1987. **18**(6): p. 1005-10.
44. Powers, W.J., et al., *Benign prognosis of never-symptomatic carotid occlusion.* Neurology, 2000. **54**(4): p. 878-82.
45. Bogousslavsky, J., P.A. Despland, and F. Regli, *Asymptomatic tight stenosis of the internal carotid artery: long-term prognosis.* Neurology, 1986. **36**(6): p. 861-3.
46. Klijn, C.J., et al., *Outcome in patients with symptomatic occlusion of the internal carotid artery.* Eur J Vasc Endovasc Surg, 2000. **19**(6): p. 579-86.
47. Grubb, R.L., Jr., et al., *Importance of hemodynamic factors in the prognosis of symptomatic carotid occlusion.* Jama, 1998. **280**(12): p. 1055-60.
48. Derdeyn, C.P., et al., *Increased oxygen extraction fraction is associated with prior ischemic events in patients with carotid occlusion.* Stroke, 1998. **29**(4): p. 754-8.
49. Yamauchi, H., et al., *Significance of increased oxygen extraction fraction in five-year prognosis of major cerebral arterial occlusive diseases.* J Nucl Med, 1999. **40**(12): p. 1992-8.
50. Yonas, H., et al., *Increased stroke risk predicted by compromised cerebral blood flow reactivity.* J Neurosurg, 1993. **79**(4): p. 483-9.
51. Ishikawa, T., et al., *Cerebral haemodynamics and long-term prognosis after extracranial-intracranial bypass surgery.* J Neurol Neurosurg Psychiatry, 1995. **59**(6): p. 625-8.
52. Piepgras, A., et al., *STA-MCA bypass in bilateral carotid artery occlusion: clinical results and long-term effect on cerebrovascular reserve capacity.* Neurol Res, 1994. **16**(2): p. 104-7.
53. Crowley, R.W., R. Medel, and A.S. Dumont, *Evolution of cerebral revascularization techniques.* Neurosurg Focus, 2008. **24**(2): p. E3.
54. Charbel, F.T., G. Meglio, and S. Amin-Hanjani, *Superficial temporal artery-to-middle cerebral artery bypass.* Neurosurgery, 2005. **56**(1 Suppl): p. 186-90; discussion 186-90.
55. Jinnouchi, J., et al., *Changes in brain volume 2 years after extracranial-intracranial bypass surgery: A preliminary subanalysis of the Japanese EC-IC trial.* Cerebrovasc Dis, 2006. **22**(2-3): p. 177-82.

56. Kredel, F.E., *Collateral cerebral circulation by muscle graft.* South Surg, 1942. **11**: p. 235-244.
57. Karasawa, J., et al., *A surgical treatment of "moyamoya" disease "encephalo-myo synangiosis".* Neurol Med Chir (Tokyo), 1977. **17**(1 Pt 1): p. 29-37.
58. Olds, M.V., et al., *The surgical treatment of childhood moyamoya disease.* J Neurosurg, 1987. **66**(5): p. 675-80.
59. Matsushima, T., et al., *Multiple combined indirect procedure for the surgical treatment of children with moyamoya disease. A comparison with single indirect anastomosis and direct anastomosis.* Neurosurg Focus, 1998. **5**(5): p. e4.
60. Spetzler, R.F., D.G. Nehls, and I.A. Awad, *Ischemia and Infarction: surgical treatment.* Handbook of clinical Neurology : Vascular Diseases, Part I, ed. J.F. Toole. 1989, New York, NY: Elsevier Science. 441-458.
61. Awad, I.A. and R.F. Spetzler, *Extracranial-intracranial bypass surgery: a critical analysis in light of the International Cooperative Study.* Neurosurgery, 1986. **19**(4): p. 655-64.
62. Schmiedek, P., et al., *Improvement of cerebrovascular reserve capacity by EC-IC arterial bypass surgery in patients with ICA occlusion and hemodynamic cerebral ischemia.* J Neurosurg, 1994. **81**(2): p. 236-44.
63. Schneider, U.C., et al., *Granulocyte-macrophage colony-stimulating factor-induced vessel growth restores cerebral blood supply after bilateral carotid artery occlusion.* Stroke, 2007. **38**(4): p. 1320-8.
64. Buschmann, I.R., et al., *Therapeutic induction of arteriogenesis in hypoperfused rat brain via granulocyte-macrophage colony-stimulating factor.* Circulation, 2003. **108**(5): p. 610-5.
65. Carmeliet, P., L. Moons, and D. Collen, *Mouse models of angiogenesis, arterial stenosis, atherosclerosis and hemostasis.* Cardiovasc Res, 1998. **39**(1): p. 8-33.
66. Barone, F.C., et al., *Mouse strain differences in susceptibility to cerebral ischemia are related to cerebral vascular anatomy.* J Cereb Blood Flow Metab, 1993. **13**(4): p. 683-92.
67. Yang, G., et al., *C57BL/6 strain is most susceptible to cerebral ischemia following bilateral common carotid occlusion among seven mouse strains: selective neuronal death in the murine transient forebrain ischemia.* Brain Res, 1997. **752**(1-2): p. 209-18.

68. Furuya, K., et al., *Proximal occlusion of the middle cerebral artery in C57Black6 mice: relationship of patency of the posterior communicating artery, infarct evolution, and animal survival.* J Neurosurg, 2004. **100**(1): p. 97-105.
69. Levine, S. and D. Sohn, *Cerebral ischemia in infant and adult gerbils. Relation to incomplete circle of Willis.* Arch Pathol, 1969. **87**(3): p. 315-7.
70. Kahn, K., *The natural course of experimental cerebral infarction in the gerbil.* Neurology, 1972. **22**(5): p. 510-5.
71. Berry, K., et al., *On the relationship of brain vasculature to production of neurological deficit and morphological changes following acute unilateral common carotid artery ligation in gerbils.* J Neurol Sci, 1975. **25**(1): p. 75-92.
72. Busch, H.J., et al., *Arteriogenesis in hypoperfused rat brain.* J Cereb Blood Flow Metab, 2003. **23**(5): p. 621-8.
73. Pulsinelli, W.A. and J.B. Brierley, *A new model of bilateral hemispheric ischemia in the unanesthetized rat.* Stroke, 1979. **10**(3): p. 267-72.
74. Coyle, P. and M.J. Panzenbeck, *Collateral development after carotid artery occlusion in Fischer 344 rats.* Stroke, 1990. **21**(2): p. 316-21.
75. Janssen, P.A., C.J. Niemegeers, and R.P. Marsboom, *Etomidate, a potent non-barbiturate hypnotic. Intravenous etomidate in mice, rats, guinea-pigs, rabbits and dogs.* Arch Int Pharmacodyn Ther, 1975. **214**(1): p. 92 -132.
76. Famewo, C.E. and C.O. Odugbesan, *Further experience with etomidate.* Can Anaesth Soc J, 1978. **25**(2): p. 130-2.
77. Fujii, M., et al., *Strain-related differences in susceptibility to transient forebrain ischemia in SV-129 and C57black/6 mice.* Stroke, 1997. **28**(9): p. 1805-10; discussion 1811.
78. Kitagawa, K., et al., *Cerebral ischemia after bilateral carotid artery occlusion and intraluminal suture occlusion in mice: evaluation of the patency of the posterior communicating artery.* J Cereb Blood Flow Metab, 1998. **18**(5): p. 570-9.
79. Sheng, H., et al., *Characterization of a recovery global cerebral ischemia model in the mouse.* J Neurosci Methods, 1999. **88**(1): p. 103-9.
80. Wellons, J.C., 3rd, et al., *A comparison of strain-related susceptibility in two murine recovery models of global cerebral ischemia.* Brain Res, 2000. **868**(1): p. 14-21.
81. Maeda, K., R. Hata, and K.A. Hossmann, *Differences in the cerebrovascular anatomy of C57black/6 and SV129 mice.* Neuroreport, 1998. **9**(7): p. 1317-9.
82. Rhoton, A.L., Jr., *The supratentorial arteries.* Neurosurgery, 2002. **51**(4 Suppl): p. S53-120.

83. Connolly, E.S., Jr., et al., *Procedural and strain-related variables significantly affect outcome in a murine model of focal cerebral ischemia.* Neurosurgery, 1996. **38**(3): p. 523-31; discussion 532.
84. Shibata, M., et al., *White matter lesions and glial activation in a novel mouse model of chronic cerebral hypoperfusion.* Stroke, 2004. **35**(11): p. 2598-603.
85. Yonekura, I., et al., *A model of global cerebral ischemia in C57 BL/6 mice.* J Cereb Blood Flow Metab, 2004. **24**(2): p. 151-8.
86. Hossmann, K.A., *Collateral Circulation of the Brain.* Collateral Circulation (Scharper W, Scharper J, eds) Amsterdam: Kluwer Academic Publishers, 1993: p. 291-315.
87. De Ley, G., J.B. Nshimyumuremyi, and I. Leusen, *Hemispheric blood flow in the rat after unilateral common carotid occlusion: evolution with time.* Stroke, 1985. **16**(1): p. 69-73.
88. Wilson, T.E., et al., *Heat stress reduces cerebral blood velocity and markedly impairs orthostatic tolerance in humans.* Am J Physiol Regul Integr Comp Physiol, 2006. **291**(5): p. R1443-8.
89. Mitsufuji, N., et al., *A new model of transient cerebral ischemia in neonatal rats.* J Cereb Blood Flow Metab, 1996. **16**(2): p. 237-43.
90. Ayata, C., et al., *Laser speckle flowmetry for the study of cerebrovascular physiology in normal and ischemic mouse cortex.* J Cereb Blood Flow Metab, 2004. **24**(7): p. 744-55.

6.2 Abbildungsverzeichnis

Abbildung 1: Mechanismen von Angiogenese und Arteriogenese, modifiziert nach [5].

Abbildung 2: Einfluss von mittlerem arteriellem Blutdruck (MAP), Sauerstoff- und Kohlenstoffdioxid-Partialdruck im arteriellen Blut (PaO_2 bzw. $PaCO_2$) auf den zerebralen Blutfluss (CBF).

Abbildung 3: Zerebraler Blutfluss und ischämische Schwellenwerte.

Abbildung 4a und b: Eine Abbildung aus Thomas Willis' *Cerebri Anatome* [26] (4a, links) und Ansicht auf die basalen Hirngefäßabschnitte, später bekannt als Circulus arteriosus Willisii (4b, rechts).

Abbildung 5: Schematische Darstellung der sequentiellen uni- oder bilateralen Okklusion der CCA (1- oder 2-VO) ohne oder mit bilateraler Koagulation der Arteria vertebralis (3- und 4-VO).

Abbildung 6: Versuchsanordnung zur Bestimmung des Einflusses des P1-Segments.

Abbildung 7a und b: Versuchsaufbau im tierexperimentellen Labor zur LDF Messung.

Abbildung 8a und b: Präparation und transkranielle Positionierung der LDF-Sonden.

Abbildung 9a und b: Prätrachealer Zugang und intraoperativer Situs bei Exposition der rechten CCA.

Abbildung 10: Bestimmung der Reservekapazität bei *Sham, 1-VO* und *3-VO*.

Abbildung 11: Baseline CVRC nach Diamox® Stimulation an **Tag 0**.

Abbildung 12: CVRC nach Diamox® Stimulation an **Tag 7 und 14**.

Abbildung 13: CVRC nach Diamox® Stimulation und abschließender Latex/Carbon Black Perfusion an **Tag 21**.

Abbildung 14a und b: LDF-Sonden Montage und Versuchstierpositionierung zur Bestimmung der CVRC.

Abbildung 15: Aortenbogendarstellung nach linksvertrikulärer Kontrastmittelinjektion.

Abbildung 16 und 17: Zerebrale Mikroangiographien der C57/BL6 Maus.
Abbildung 16 zeigt beispielhaft die Architektur der basalen Hirngefäßabschnitte nach intrakardialer Kontrastmittelapplikation und unilateral okkludierter CCA.
Abbildung 17 demonstriert die Kontrastmittelverteilung nach selektiver Darstellung des Externa-Stromgebietes.

Abbildung 18: Darstellung der basalen Hirngefäße des CAW nach Latex/Carbon Black Perfusion.

Abbildung 19: Registrierung des LDF-Flux bei einem Versuchstier während sequentieller Kurzzeitokklusion der CCA.

Abbildung 20: Messung des zerebralen Perfusionsabfalls nach kurzzeitiger CCA-Okklusion mittels Laser Doppler Flowmetry (LDF).

Abbildung 21: Zerebraler Blutfluss nach verschiedenen Gefäßokklusionsmodellen.

Abbildung 22: Diamox® Stimulation der Sham Gruppe.

Abbildung 23: Diamox® Stimulation der 1-VO Gruppe.

Abbildung 24: Diamox® Stimulation der 3-VO Gruppe.

Abbildung 25: Gemittelter CBF-Anstieg nach Diamox® Stimulation bei Sham, 1-, 2- und 3-VO.

Abbildung 26: Diamox® Stimulation der Stenose/ICA-Okklusion Gruppe.

Abbildung 27: CBF-Antwort nach Diamox® Stimulation am 7. postoperativen Tag.

Abbildung 28: Gefäßdurchmesser an Tag 21 nach Sham Operation

Abbildung 29:.Gefäßdurchmesser an Tag 21 nach 1-VO.

Abbildung 30: Gefäßdurchmesser an Tag 21 nach 3-VO.

Abbildung 31: Vergleich der Gefäßdurchmesser an Tag 21 bei Sham, 1-VO und 3-VO.

Abbildung 32: Schematische Darstellung der pCOM Anastomose des Circulus arteriosus willisii.

6.3 Tabellenverzeichnis

Tabelle 1: Gruppeneinteilung der zerebralen Angiographien.

Tabelle 2: Gruppeneinteilung der Versuche zur Bestimmung des Einflusses des P1-Segments bei der C57/BL6 Maus.

Tabelle 3: Gruppeneinteilung der Versuche zur Modellentwicklung einer chronisch zerebralen Ischämie.

Tabelle 4: Mortalität der Gefäßokklusionsmodelle zur chronisch zererbralen Ischämie.

Tabelle 5: Arterielle Blutgase und Elektrolyte von sechs Tieren unter Etomidate Sedierung an Tag 21 nach Sham Operation.

DANKSAGUNG

Die Mithilfe zahlreicher Freunde und Kollegen ermöglichte erst die Fertigstellung dieser Arbeit. In diesem Abschnitt möchte ich die Gelegenheit wahrnehmen, mich für die entgegengebrachte freundliche Unterstützung zu bedanken.

Herrn Prof. Dr. med. P. Vajkoczy danke ich für die Überlassung des Themas, seine stets gewährte großzügige Unterstützung und die Schaffung eines hohen Maßes an innovativem Freiraum.

Mein besonderer Dank gilt Herrn Dr. med. Johannes Woitzik für die Einführung in die mit dieser Arbeit verbundene experimentelle Methodik und den Beistand mit Erfahrung, konstruktiven Impulsen und freundschaftlichem kritischen Ansporn während der gesamten Durchführung dieser Arbeit.

Ebenso möchte ich Herrn Prof. Dr. Dr. L. Schilling für die Bereitstellung der Labor- und Operationsräume sowie der nötigen Arbeitsmaterialien danken.

Mein tiefster Dank aber gilt meinen Eltern, die durch ihr hohes Maß an mir entgegengebrachtem Verständnis, moralischer und nicht zuletzt finanzieller Unterstützung entscheidend meinen Werdegang und auch diese ihnen gewidmete Promotionsarbeit ermöglicht haben.

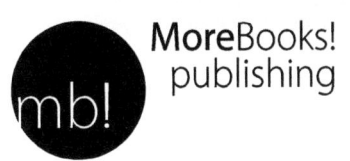
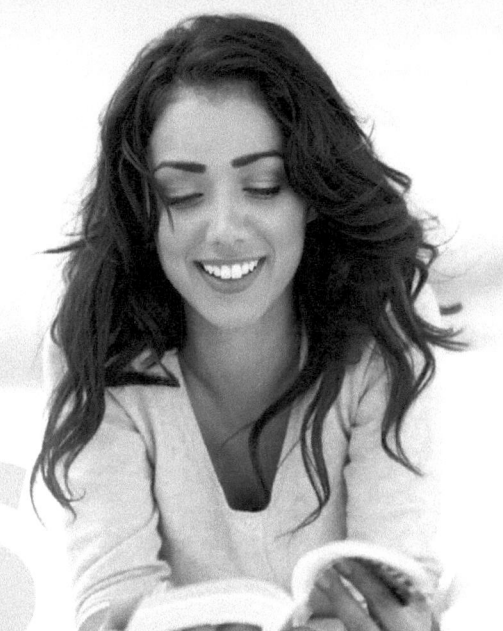

i want morebooks!

Buy your books fast and straightforward online - at one of world's fastest growing online book stores! Environmentally sound due to Print-on-Demand technologies.

Buy your books online at
www.get-morebooks.com

Kaufen Sie Ihre Bücher schnell und unkompliziert online – auf einer der am schnellsten wachsenden Buchhandelsplattformen weltweit! Dank Print-On-Demand umwelt- und ressourcenschonend produziert.

Bücher schneller online kaufen
www.morebooks.de

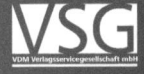

VDM Verlagsservicegesellschaft mbH
Heinrich-Böcking-Str. 6-8   Telefon: +49 681 3720 174   info@vdm-vsg.de
D - 66121 Saarbrücken   Telefax: +49 681 3720 1749   www.vdm-vsg.de

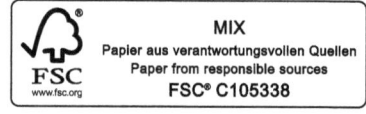

Printed by Books on Demand GmbH, Norderstedt / Germany